兒童音樂治療

台灣臨床實作與經驗

張乃文／著

作者簡介

張乃文
（前高雄長庚兒童醫院復健科音樂治療師）

學歷：美國明尼蘇達大學（The University of Min-
nesota）音樂治療／教育博士候選人

美國明尼蘇達大學音樂治療碩士

東海大學音樂系學士

資格：美國國家音樂治療協會（National Music
Therapy Association, NMTA）認定註冊音樂治
療師（Registered Music Therapist, RMT）

美國神經音樂治療（Neurological Music
Therapy, NMT）訓練

美國音樂治療協會（American Music Therapy
Association, AMTA）會員

中華民國應用音樂推廣協會創始會員

經歷：國小、國中音樂老師

民間企業音樂班老師

合唱團指揮

聯合實驗合唱團創始團員

台北市立社教館推廣組研究員

曾任：台北第一兒童發展中心音樂治療師

內湖博愛兒童發展中心音樂治療師

林口長庚兒童醫院復健科音樂治療師

心路文教基金會高雄服務處音樂治療師兼組長

國立高雄師範大學特殊教育系講師

國立高雄中山大學音樂學系講師

國立陽明大學藝術治療學程規劃委員

高雄長庚兒童醫院復健科音樂治療師

現任：中華民國應用音樂推廣協會常務理事

　　　中華民國發展遲緩兒童早期療育協會理事

著作：《音樂與治療——治療心靈的樂音》共同作者

工作坊：教保人員兒童與成人身心障礙韻律教學法

　　　　幼兒創傷——輔導教師音樂治療工作坊

　　　　生命線義工藝術系列——音樂治療工作坊

　　　　認輔教師儲訓——音樂治療工作坊

　　　　零至六歲遲緩兒童家長研習工作坊

　　　　兒福中心親子成長營——家長音樂治療工作坊

　　　　社區心理衛生中心——憂鬱症音樂治療工作坊

　　　　運用音樂活動促進發展遲緩嬰幼兒早期療育工作坊

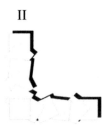

兒童音樂治療

推薦序

It is my pleasure to write these introductory comments for *Music Therapy for Children*, which is a book that will positively impact the growth of the music therapy profession in Taiwan. I had the opportunity to teach and supervise the author, Ms. Nai-Wen Chang, during her music therapy education and training in the United States in the early 1990s. She is a pioneer and leader in the music therapy community in Taiwan, and she is working diligently to ensure that effective music therapy services are available to individuals who can benefit from these services.

Music therapy is a well-established therapeutic intervention that can be effective with people of all ages and abilities. Music therapy professionals are trained in many different countries, including the United States, Canada, England, Germany, Spain, Korea and Japan, to name a few. While the profession of music therapy may have common approaches internationally, the culture of each country influences how music therapy is ultimately practiced. Cultural difference related to health, therapy, values and beliefs are as important to consider as is the use of the music itself. Taiwan music therapists have studied in different countries and have returned to establish the profession in their home country. This book is the first publication to clearly address the current and future status of music therapy in Taiwan.

Initially, the author provides a basis for the use of music therapy by looking at how music affects behavior. From there, the reader will learn about the history of music therapy along with a definition of music therapy. This basic information provides the foundation upon which to build a complete understanding of the therapeutic use of music as therapy.

Music therapy with children is the clinical focus of this book, addressing music perception, music abilities, and music therapy practice for a variety of childhood disorders. Case studies bring to life the actual use of music to affect change, and these case studies give the reader examples of how music therapy can be used to address specific non-music goals and objectives. These stories help connect the theoretical foundations of music therapy with the clinical intervention to enhance understanding of this interesting and exciting profession.

Music therapy in Taiwan is in the initial stages of development. The last section of this book focuses on music therapy clinical practice in Taiwan, including teaching, clinical practice and research. Access to quality music therapy services will increase throughout the country as educational opportunities and a clear understanding of the profession increases. *Music Therapy for Children* provides this critical information to expand the profession of music therapy in Taiwan. Introducing and developing the music therapy profession in Taiwan will be challenging. Music therapists will need to educate related professionals in health care and education to broaden others' knowledge about the benefits of music therapy. Creating educational and clinical training opportunities, developing standards of practice, and locating funding sources will also be of critical importance as the profession develops. With the dedication and professionalism of the currently practicing music therapists in Taiwan, the Taiwan Music Therapy Association can provide the necessary leadership for this to occur.

I send my best wishes to everyone in Taiwan who is working to establish the music therapy profession. As we join together throughout the world as a community of music therapists, we can share ideas and learn from each other to broaden our understanding of the many benefits of music therapy for people of all ages and abilities.

May S. Adamek

Mary Adamek, Ph.D., MT-BC
Clinical Associate Professor, The University of Iowa
Past-President, American Music Therapy Association

兒童音樂治療

譯文

　　我很高興能為一本將對台灣音樂治療專業發展產生正面影響的書——《兒童音樂治療》，寫序言介紹。在九〇年代初期，我有機會認識本書作者——張乃文，並在她於美國音樂治療的求學與訓練期間，給予教授和指導。她是台灣音樂治療的開拓者暨領導者，並非常努力地從事音樂治療推廣，希望讓有需要的人得以接受音樂治療服務，而獲得助益。

　　音樂治療是一門有良好聲譽的介入性治療專業，個案涵蓋各種年齡層與心智能力。許多國家，包括美國、加拿大、英國、德國、西班牙、韓國、日本……等，均有音樂治療專業者的訓練養成計劃。雖然音樂治療的專業有其超越國界的共通性，但諸如健康、醫療、價值觀和信仰等，其文化層面的差異卻也是音樂治療實施時重要的考量因素。因此台灣音樂治療師們雖在不同的國家求學，返國後也需積極建立屬於自己文化的音樂治療專業。這是第一本清楚陳述台灣音樂治療的現況和未來展望的書。

　　本書一開始，作者先探討音樂如何影響行為，做為音樂治療的理論基礎；接下來，讀者將了解音樂治療的歷史與音樂治療的定義。這些基礎的資訊對於了解如何使用音樂作為治療工具相當重要。

　　本書重點在於臨床的兒童音樂治療，包括各種身心障礙兒童的音樂感受力、音樂表達力與音樂治療的施行。個案研究一章更具體描述音樂治療的實施，如何影響並改變了個案；而透過該章節，讀者也可了解到音樂治療如何達成非音樂的目標。對於音樂治療感興

趣的其他專業人士來說，透過這些結合音樂治療的理論基礎與臨床介入的例子，更能進一步了解音樂治療的專業。

　　音樂治療在台灣的發展仍屬萌芽階段，本書最後一章介紹目前台灣的音樂治療臨床實作，包括教學、實作與研究。隨著台灣音樂治療教育機會的增加和對音樂治療專業更清楚的認識，一般大眾將更容易接觸到高品質的音樂治療。本書《兒童音樂治療》提供重要的資訊來開展台灣的音樂治療。然而台灣音樂治療專業的推廣和發展是具高度挑戰性的，音樂治療師們必須設法教育其他健康照護和教育的專業人員，讓其了解音樂治療的益處。而包括教育訓練、臨床標準的建立、穩定的經費來源等，都是本專業發展的重要工作，但我相信以現有台灣音樂治療師的投入和努力，並在台灣音樂治療協會的帶領下，台灣音樂治療的發展應該是指日可待的。

　　在此我獻上最大的祝福給台灣每一位共同建立音樂治療專業的同伴。我們都是地球村裡音樂治療社區的成員，透過共同分享和彼此學習，將能更進一步的了解音樂治療服務所能帶來的諸多獲益。

May S. Adamek

瑪麗・愛德美克 博士／認證音樂治療師

愛荷華大學臨床副教授

美國音樂治療協會前主席（2001-2003 年）

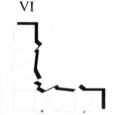

兒童音樂治療

作者序

提筆準備寫序之際，表示寫書已大致告一段落了。雖是手握硃筆，但思緒翻攪，遲遲未能。是感觸，也是感動……。

第一次聽到「音樂治療」，是大二那年；成為「音樂治療師」，也不是幼時志願；而寫「兒童音樂治療」的書，更是時候到了就這麼發生的事。實難想像，大學畢業後，在醫院與親人輪流照顧親婆癌症末期最後一個月的時間裡，白天夜晚所看、所聽、所想的一切，竟是促使自己在後來的因緣際會裡，選擇了音樂治療這條路的最早燃媒點。

回顧成長中音樂的學習歷程，即使轉折多到不是當時心靈能承受的荊棘割裂，但也在生命的強風中，低頭壓身走來。而近十年的歲月與時間，在自己的土地上，學著與大多數人一樣，靜靜聽著、冷冷看著、默默做著。從家庭的本份責任，到事業的理想執著；從個案與家長的治療服務，到專業之間的交流互動；從都會的繁眾脈動，到鄉間的獨落自醒；從教授、專員的婉轉提示，到村婦、孩童的直言不諱；從面對面的交談，到文字間的接觸，在生活中所有的瑣瑣碎碎，有著太多、太多、太多的體會、感謝與感動，形成寫書的動力。

由於進入音樂治療臨床工作的前幾年，大部分是與中、重度身心障礙幼兒的相處，後幾年則有較多的機會接觸資質不錯，卻有某部分學習障礙、心理障礙、情緒困擾的兒童，他們均隱藏在一般普

通班級。筆者所經歷的感想是，兒童多少帶點先天發展的大、小缺陷，以及後天教養環境中過之與不及的養育環境。而原本屬於兒童天性的音樂，正好夾緩在承受成長缺失與壓力下的空隙中間，如果提供他／她適度合理的音樂探索學習環境，可以讓障礙、問題得以有效的調整。若是身心障礙兒童，可以藉此開發他們的優勢能力，彌補缺失；若是一般孩子，則有一處舒緩化壓情緒心理的空間，讓他們悠遊、暫停、轉移一下，再繼續成長學習。而將音樂當成手段不當施壓，則是治療上、教育上、生活上、成長上最大的忌諱。

這本書，是一連串的經驗累積，是在一個似熟悉卻陌生、不可預知的領域中，試圖呈現並指出一個方向；這本書，有著勇於嘗試的勇氣，不熄的火蕊，在迷霧中點亮著前進去路的力量，尋覓沙漠中的綠洲，同時又須抵抗海市蜃樓迷惑的心境。

走在臨床實作的長長路途，心中常抱一種情懷，踏實地踩在地平線上，打開雙臂接受仰望所有周遭一切的點點滴滴，那是冥冥之中被訓練成為一位真正音樂治療師必經的磨練與洗禮；因為心裡明白，所有考驗都將成為無價的經驗；所有崎嶇彎轉的路徑，只為將來成就目標一事而準備；而所有體會也終將回饋到人的身上。

面對一個寫稿的結束，代表另一個下筆的開始；在這交替之際，感謝心理出版社出版本書，筆者並將一份心意獻給與筆者生命交會或擦肩而過的珍貴生命，他們是：

VIII

已往生的個案、曾照護我的親公、親婆

兒童音樂治療

新竹三廠、虎國、曉明、揚子、虎女、東海、明尼蘇達的人事物景
接受過筆者音樂治療服務的個案與家長
有形、無形支持音樂治療的朋友
多位攜手同進的音樂治療師們
中華民國發展遲緩兒童早期療育協會的優秀成員

最後特別感謝的是：

原生家庭父母張人一先生、陳素珠女士，於雲林虎尾小鎮平凡一
　　生，只為子女；
兩位弟弟致文、覺文與其家人的無價親情緣份；
叔嬸張勇先生、吳厥佩女士，在人生交叉路時的視如己出、指點
　　迷津；
先生三益，除了研究、教學，就是家庭，砥礪我蓄勢待發而未發
　　的潛力；
三個活潑、健康又窩心的寬、心、扉最愛寶貝。

　　如果沒有經歷原生家庭的成長、分支後，延續組成另一個姻緣
家庭，而在另一個姻緣家庭再蛻變成熟，筆者無法獨自走到今天這
一步。

　　如果沒有晝夜星晨、善緣良智的提示，筆者無法在經緯中找到
定點。

IX

深深感謝眾多對我生命源頭的涓滴培育，

作者序

深深感謝次次對我生命智慧的提攜教誨。

張乃文
2003 年 7 月
高雄朗夏

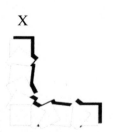

X　兒童音樂治療

前言

　　「音樂治療」，是一個帶點絢麗、驚喜又吸引人的名稱，近些年來，國人開始注意到它的存在與應用。大家對於音樂治療最直覺的反應是「音樂也可以用來治療？」，或者是「聽 XX 的音樂就會治好 YY 毛病？」。

　　在筆者個案治療中、音樂治療研討會上、音樂治療家長／親子成長營、教保人員進修課程、醫療人員專業研習、大專院校音樂治療課程、文化中心、一般性演講……，不斷多樣的發問問題背後，發現音樂治療需要更清楚、條理的呈現，這本書是在這樣的緣由下，開始動筆的。

本書特色——闡述音樂治療相關議題

　　音樂治療有不同治療目的之多種音樂活動，例如敲打樂器，可以用於情緒紓解、手眼協調、節奏訓練、群聚力量；彈奏樂器，可以用於重度肢體障礙者的初啟行為、知覺訓練、老人安寧；說唸韻詩，用於誘導兒童語音發聲行為、語言前期訓練、語韻訓練、聽記訓練；歌唱則用於中風或語言障礙者的聲音表達訓練、語言順暢、呼吸訓練；肢體節奏律動，可以訓練聽覺敏銳度、肢體表達／協調訓練、韻律感訓練、肢體障礙者的步態訓練；即興創作，用於無法、困難或封閉使用語言、圖畫、符號溝通等方式，卻僅以少部分細微特定動作、聲音、語音傳達自己意願的自閉症或溝通障礙兒童、青少年與成人。

音樂治療技巧中，除了基本音樂要素應用外，尚有其他因個案的身體機能、年齡、心智狀態、情感表達、社會互動，而有各種不同的特殊音樂治療療法，方法包括：

—諾多夫羅賓斯音樂會治療法（Nordoff-Robbins Music Therapy）

—心理動力取向音樂會治療法（Psychodynamically Oriented Music Therapy）

—邦尼引導意象音樂法（Bonny Method of Guided Imagery and Music, BMGIM）

—行為修正應用音樂治療法（Applications of Behavior Modification Principle to Music Therapy Treatment）

—完形音樂治療法（Gestalt Approach Music Therapy）

—旋律聲調治療法（Melodic Intonation Therapy, MIT）

—修正旋律聲調治療法（Modified Melodic Intonation Therapy, MMIT）

—節奏性聽覺刺激法（Rhythmic Auditory Stimulation, RAS）

本書結構

主要目的是呈現音樂治療的整體概念，以及筆者在台灣近十年本土實際臨床兒童音樂治療的經驗與心得。全書共分六個單元，分別是：第一章音樂治療的介紹、第二章音樂在兒童早期發展的重要性、第三章兒童音樂治療評估與相關治療技巧及治療施行原則、第四章臨床兒童音樂治療個案實例、第五章音樂治療師與其他專業的互動，以及最後一章音樂治療師的養成與台灣音樂治療服務現況。

閱後收穫

收穫一、不再因片、段的訊息,誤解音樂治療的廣度與深度應用;收穫二、認識兒童音樂治療的施行技巧與障礙問題篩選;收穫三、學生修課時有相關資料參考研討;收穫四、兒童音樂、特教、醫療的相關專業人員,可具體了解音樂治療中的聽覺相關能力篩選與訓練,在兒童早期療育的重要性,以及施行音樂教學時對兒童的引導態度;收穫五、家長們了解到音樂對每一位孩子的影響及基本應用。

繼台灣第一本專業音樂治療師共同執筆的《音樂與治療——治療心靈的樂音》之後,這本書延伸扮演台灣兒童音樂治療發展與應用的開端,有著嘗試開創性的研發技巧與靜待時間驗證的方法,期望帶動未來音樂治療在成人精神科、老人安寧、早產兒、孕婦、預防身心健康⋯⋯等專業相關書籍產生。

唯有更多優秀的人才參與灌溉,才能幫助大眾增加對音樂治療應用於不同領域的認識與了解,也更能提升它的學術研究與臨床運用。期盼音樂治療這塊處女地的開發,能為國人帶來身、心、靈的幫助;而兒童音樂治療發展,能提供兒童醫療教育相關人員,藉助音樂活動,提早篩選幼兒身心障礙,予以適當治療復健,幫助父母帶領孩童跨越障礙。

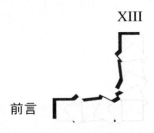

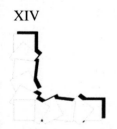

兒童音樂治療

目　錄

兒童音樂治療

XVII

前言

兒童音樂治療

XIX

作者序

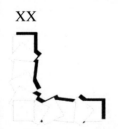

XX

兒童音樂治療

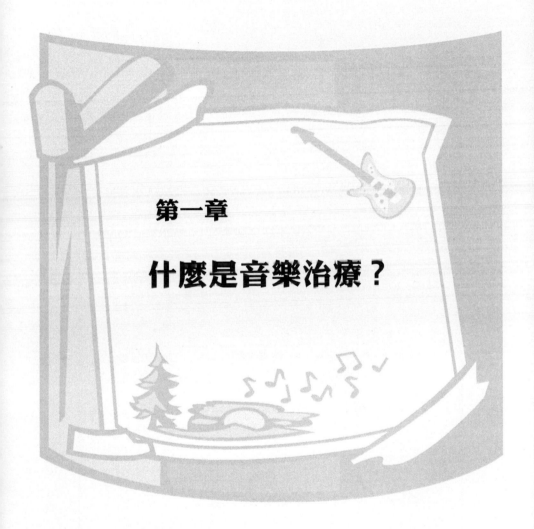

第一章

什麼是音樂治療？

扉扉快兩歲了，最近語言發展很明顯地在進步，一次最多能講九個字，最讓爸爸媽媽開心的是，這幾天她突然邊玩邊唱起兒歌來，她已經可以清楚唱完〈小星星〉，但只要一發現別人認真盯著她看，她立刻不好意思唱了。扉扉不但唱歌，更愛跟著小姊姊唸兒詩：「小朋友，小朋友，勤洗手；不摸，不摸，眼鼻口；SARS（註一），SARS，SARS，SARS，遠離我。」雖然唸的速度不像姊姊那麼熟練、口齒清晰，但她都是等著、等著，等著姊姊先唸前面兩句，然後都剛好趕上每一段的最後三個字，大聲唸出：「……，……，勤洗手；……，……，眼鼻口；……，……，遠離我。

四歲念小班的心心愛聽音樂，幼稚園下課回到家，就自己踮起腳尖，按下剛學會的錄音機多種功能按鍵方式，自己獨自一人看著鏡子，隨著音樂，跳起舞來，一副非常陶醉的模樣，很是可愛。另外，她也很喜歡聽台灣童話的有聲故事，例如：〈虎姑婆〉、

〈蝴蝶公主〉、〈金斧頭與金剪刀〉……。心心聽著聽著，就隨著錄音帶故事內容的腔調、語韻、速度及口氣，加上自己揣摩故事內容的情緒，配合表情、手勢，極具豐富感情的大聲唸著。問她最喜歡做什麼？心心會回答：「吃冰淇淋、聽音樂、聽故事、跳舞。」

　　嘟嘟已快八歲了，媽媽仍情不自禁地叫他乳名，將他摟抱滿懷；因為以前雖然他曾多次和同學一起上台做打擊樂的合奏表演，但這次不一樣，這是嘟嘟第一次，一個人，單獨上台參加鋼琴比賽。前一晚睡覺前和爸爸聊天時，還告訴爸爸他有點害怕上台，隔天他克服了心中的擔心與恐懼，不但台風穩健，而且其他同年齡小朋友彈奏考小學三年級音樂班的大型曲子，對他似乎沒什麼影響，他專心認真並順利地將鋼琴老師教他的簡單詼諧曲彈完。媽媽問他：「下次還願意試試嗎？」嘟嘟很有自信的點頭。這是嘟嘟在學音樂的路上，鼓起勇氣跨出的第一步，也是他整個人生的重要里程碑；媽媽希望他的勇氣與信心，能伴隨他日後的學習。

　　前面三個例子，是我們現代都會城市生活中，平常容易看得見、也會接觸到的孩子正常發展現象，只要依著一般的成長指標，擁有足夠的先天遺傳特點，沒有太大差異，加上後天豐富多樣的環

第一章　什麼是音樂治療？

3

境刺激，便能隨著歲月，按理順利長大，直到成人。然偏遠的鄉村、身心障礙的兒童，他們的成長，就如同未開發的山路，未鋪柏油的石子路，一路狹窄棘徑，一路顛簸撞跌，只有走過的人，才知其中的辛苦。如何在這不平等的成長天秤取得最小的差距，靠的就是人與人之間的智慧與關懷。都會城市的兒童，若從小沒有注重平衡發展，只偏向顯於外的表現，長大後的心性，容易缺乏內在調整、修復源力；偏遠鄉村、身心障礙的兒童，若從小沒有注重其優勢能力的開發及特殊環境的利用，只偏向補償、修復顯於外的不完整缺陷，長大後的心性，也容易缺乏以健康明朗的心態，應對現實多變的世路。兒童不知如何判別，依靠的是帶領他的大人。

　　如果人的發展，簡略分成四大方向：身體、智力、情緒與社交；我們分別在十、二十、三十歲的時候，練習自我各項評量一次，自己會給自己幾分呢？現階段最滿意的又是哪一項？還需要加強的是哪一項？（請見表1-1）

表 1-1

項目 評分　　年齡	身體			智力			情緒			社交		
	10	20	30	10	20	30	10	20	30	10	20	30
非常滿意（100分）												
滿意（80分）												
尚可（60分）												
不滿意（40分）												
非常不滿意（20分）												

兒童音樂治療

現今的我們已比從前更了解兒童各方面發展的重要性，只重視學科智力的發展，並不保證以後的生活，能活得充實，能心理健康；一味放任隨性發展，長大後在競爭的環境中，也苦無一技之長，無法順利謀生，或目中無人，與人不睦。然而發展的過程以什麼來衡量其是否正常？現在有身體、語言……各方面的發展量表，可以幫助家長來檢視；但發展的過程以什麼來衡量其是否健全？用學習的成績結果嗎？如果發展學習上，出現困擾、問題、障礙，我們用什麼方法來幫助及改善？遇到不是課業、成績、獎杯的問題時，我們又用什麼技巧來克服？

　　以上的答案全來自人類祖先流傳下來，較其他物種更為優越的生存潛能與生活技術經驗。什麼是潛能？筆者認為美國哈佛大學教育學院高德納（Howard Gardner）教授（Gardner, 1983），於西元一九八三年在其著作《七種IQ》（*Frames of Mind*）提到人的多元性智慧，就是所謂的「潛能」，其中語言（language）、邏輯—數學分析（logical-mathematical analysis）、空間具象（spatial representation）、音樂思考（music thinking）、使用肢體解決問題或製成事物（the use body to solve problems or make thing）、了解他人（an understanding of other individuals）、了解自身（an understanding of ourselves）列為七大智慧，而且表示所有智慧無法在一次測驗中測得。西元一九九九年他又在《超越教化的心靈》（*The Unschooled Mind*）書中（Gardner, 1991），再次提到的人之七大智慧（The Seven Human Intelligences），之後他在《再建多元智慧——21世紀的發

5

第一章　什麼是音樂治療？

展前景與實際應用》（*Intelligence Reframed*）加入了「自然」、「精神」、「道德」等（Gardner, 1999），成為一般所稱的多元智慧（圖1-1）。筆者認為這些人類優勢潛能，也是人們在這宇宙中求生存、過生活的工具，人們透過這多元智慧，主要目的用來學習認識這世界。

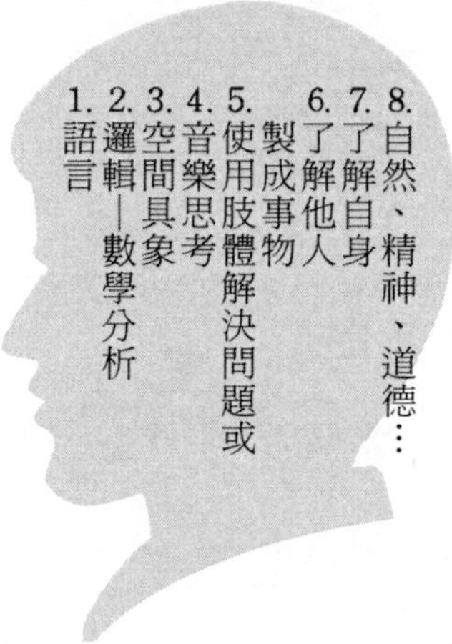

　　自遠古有人類時，就有音樂存在，它在人類進化中，一直隨著人類不斷的演化、創造出的文明，在溝通、精神、藝術中，扮演著重要角色。絕大多數的人都認為，音樂不是人類生存、

圖1-1　多元智慧（Multiple Intelligences）
——Howard Gardner

生活的絕對必須條件，但為何在人類的歷史文化裡，一直都有它的存在？

　　什麼是音樂？百科全書對音樂下了註解（Halsey, 1985）：「音樂是存在於聲音中的藝術形式，藉由物體創造並為人類的耳朵帶來愉悅，稱為音樂。」但為何要有音樂？為何是音樂？也許，真如哈佛大學高德納教授所列，音樂不僅是人們以它來學習認識這世界的多元智慧之一，更是人類遺傳上，早已設定好的遺傳基因。一出

兒童音樂治療

生，每個人天生就擁有深淺不等的音樂潛能，經過後天環境刺激、訓練，再配合其他項目潛能，發揮個人優勢，達到身心平衡狀態，更創造人類音樂藝術文明的精華（請見表1-2）。

表 1-2

音樂潛能	→	聽覺刺激	→	聲音反應	→	聽覺能力	→	身心平衡
		視覺刺激		肢體反應		操作能力		文明精華
		觸覺刺激		情緒反應		表達能力		
		其他次激		思考反應		認知能力		

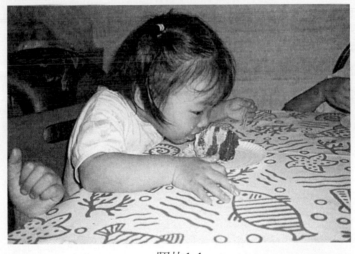

照片1-1

兒童在三歲以前是聲音學習的黃金時期。在聽覺刺激（家人唱生日快樂、歡呼聲）、視覺刺激（家人表情、動作、蛋糕、蠟燭）、觸覺刺激（鼓掌拍手、手拿叉子、口吃蛋糕）多重感官刺激下，產生興奮等情緒容易記住與事件相關的聲音，因而引發他／她對與聲音有關的語言、音樂學習。

第一章　什麼是音樂治療？

第二節
音樂的要素與功能

　　既然音樂是與生俱來的潛能，那幼兒時期發展的音樂潛能啟發，就更形重要了。如此說來，音樂到底是什麼呢？雖然前段提到百科全書對音樂的註解，但似乎仍未完整說出音樂的真正含意。諺語曾記下樂聖貝多芬說過的一句話：「音樂是比哲學高一等的啟示」（圖1-2）。哲學都不容易解釋了，更何況是音樂？但音樂與哲學一樣，常在生活中無所不在。解釋音樂不易，倒不如先來認識音樂的幾個要素；因為這些重要的音樂要素，藉由不同組合的創造結合，使音樂千變萬化，世界因它而更顯得美妙，不可言諭。

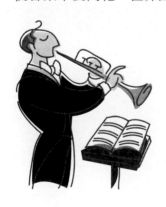

圖1-2

音樂是比哲學高一等的啟示

～諺語

兒童音樂治療

一、音樂的要素

音樂在各民族、各區域都有屬於其特色的音樂,而這裡提到的音樂要素,是從西方音樂特性解釋來闡述。音樂要素有下列幾個(Halsey, 1985):

㈠音高(pitch)

音樂中一個聲音本身的高或低位置,稱之為「音高」;以物理聲音振動的現象而言,也可稱為頻率(frequency),例如:鋼琴靠近中間位置的中央C(音高名稱以「c'」記錄,音高唱「Do」),其振動頻率是一分鐘261.6赫茲(Hz)(見圖1-3)。一個音高與另一音高距離,稱為「音程」。中央C單獨的一音,聽起來就是單調的一個音,但將單獨不同音高的音連續橫向串連起來,可構成「旋律」。如果音高同一時間內出現一個,並在五線譜上,連續橫向

鋼琴鍵盤位置:

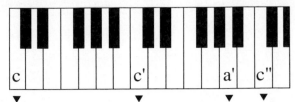

比中央 C 低 8 度音的c音(振動頻率130.6Hz)　　中央C(振動頻率261.6Hz)　　a'是國際標準音(振動頻率約440Hz)　　比中央 C 高 8 度音的 c"音(振動頻率約523.3Hz)

圖1-3

第一章　什麼是音樂治療?

（由左往右）串連其他音高的音，全部長度可構成單一旋律；如果音高同一時間內出現兩個或兩個以上，並在五線譜上垂直（上下關係）串連，稱為「和聲音程」（harmonic interval）（見圖1-4）。我們常聽到的〈茉莉花〉這首歌，就是經由作曲者的精心嘗試做不同

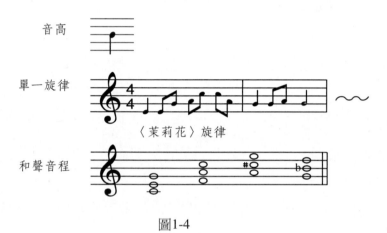

圖1-4

音高排列、組合下，最後決定各個音高的位置，就完成了動人旋律的第一步。但〈茉莉花〉光是旋律組成，沒有設定各個音高的長短時間，那〈茉莉花〉旋律從頭到尾，音高時間沒有變化，聽起來便是固定速度、呆板無趣，一點也不動聽。

㈡長度（duration）

是指聲音的時間外貌，一般對基本時間之長或短的長度概念，我們稱「節奏」（rhythm），它是聲音在時間內的組織，因此大部分音樂都有節奏。如果節奏包含正規持續的脈動，我們稱之為「拍」

兒童音樂治療

（beat），相等長度的拍組織，稱為「節拍」（meter）。而這音樂中節奏的時間單位，通常以「音符」（代表音樂進行單位）和「休止符」（代表音樂休止單位）來表示（見圖1-5），不同音符代表不同時間，有長有短。而每個曲子的「拍號」，寫在五線譜前面，例如：〈國歌〉的拍號是四四拍，寫成$\frac{4}{4}$，屬於單節拍（simple me-

符尾
符幹
符頭

〈各類音符名稱〉		〈各類休止符名稱〉	
全音符	o	全休止符	
二分音符	♩	二分休止符	
四分音符	♩	四分休止符	
八分音符	♪	八分休止符	
十六分音符	♬	十六分休止符	
三十二分音符	♬	三十二分休止符	
附點四分音符	♩.		
切分音音符	♪♩♪		

圖1-5

第一章 什麼是音樂治療？

ter），是以四分音符當成一拍（打一下）來計算，每一小節〔音樂中計算固定時間的區格劃分直線，叫小節線（bar lines）〕有四個節拍，也就是唱歌打節拍時，是每小節算唸「1、2、3、4」；又〈魚兒水中游〉是六八拍，寫成 $\frac{6}{8}$，屬於複節拍（compound meter），是以八分音符當成一拍來計算，每一小節有六個節拍，也就是唱歌打拍子時，是每小節算唸「1、2、3、4、5、6」；又因其是複節拍，也可當成以附點四分音符為一拍計算，每一小節有兩個節拍，唱歌打節拍時，每小節算唸「1—— 2——」。但打節奏與打節拍不同，前者是按實際音符的長短時間來拍打音的長度，而拍子表示規律平均的音符計算時間長度（見圖1-6）。另外，音樂的整體速率（speed）通稱為「速度」（tempo），例如以音樂術語adagio表示慢速度，presto表示非常快速度。

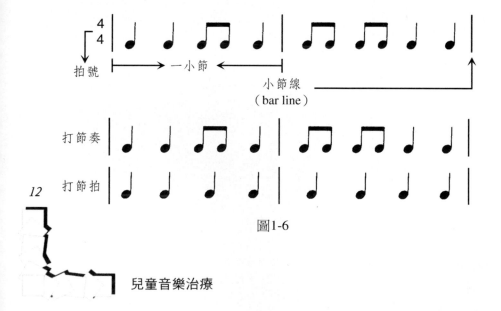

圖1-6

兒童音樂治療

(三)音色（timbre）

一種人聲或樂器的不同聲音，稱為「音色」（timbre or tone color），就像樂器中長笛的音色不同於喇叭的音色。即使是同一類樂器或人聲，也因這樂器的大小構造、使用材質、製造方法……，去細分它們之間的音色；例如：樂器中，很是吸引人們耳朵的提琴家族，又分低音提琴、大提琴、中提琴以及小提琴，其中小提琴的聲音之所以動人，除了演奏者技巧、耳朵對聲音高的頻率接收較敏銳外，最重要就是小提琴的音色非常優美。它的音色出眾，再加上本身四條弦的關係是五度音程（註二）（低音提琴是四度音程關係）；而五度與三度、六度、八度音程，均屬於和諧音程，聽起來令人舒服、平順、悅耳。幾首有名的小提琴協奏曲（violin concerto）都是D大調，例如：三B（註三）中的二B——貝多芬（L. Van Beethoven）〈D大調小提琴協奏曲〉（作品第六十一號）、布拉姆斯（J. Brahms）〈D大調小提琴協奏曲〉（作品第七十七號）和柴可夫斯基（P. I. Tchaikovsky）〈D大調小提琴協奏曲〉（作品第三十五號）。

(四)曲式（form）

曲式是指音樂家在作曲時對樂曲形態組織的建構；如同一個建築物，建築師對建築畫的基本建築圖。它是以節奏、旋律與和聲音程作素材；樂曲因揀選不同素材而創造出主題、樂思、規格、對比、變化、走向的架構。每個樂段可有某些固定的模式進行，像回旋曲（round）的曲式就是以A-B-A-C-A方式進行（A、B、C表示不

相同的音樂形態組織的樂段）。曲式是一門學問，它需要深入認識、了解、研究，不是短短數行可以完整介紹的。

我們知道音樂要素在一般的音樂表現是，成連成串的飄揚進入人們的耳朵，穿透軀體，接觸到最深的心靈密處，引起內心共鳴。如果音樂用在一般欣賞、聆聽、活動用途時，知道它基本要素的正確名稱即可，至少不會在需要進一步口語敘述時，將「小朋友的節奏打得很正確（意指音符時間長短）」說成「小朋友的節拍打得很正確」，或是將「小朋友節拍打得很穩定（意指持續性均等拍子）」說成「小朋友的節奏打得很穩定」。如果將音樂當成一門學問來學習，要了解的就不止上述簡單幾項特點了，除基本音樂要素外，基本樂理、音樂史、作曲家、配器法、音響學、樂器運用……，都在涉獵範圍內。如果將音樂當成治療來運用，尤其是運用在幼童身上，就必須將上述音樂要素，當作是評估、治療時，觀察個案音樂行為之非常重要的線索或治療介入契機。而這幾大要素，如何在音樂治療時發揮效用，會在本章第三節之三中詳細說明。

二、音樂本身性質

初步了解音樂的要素後，我們再來看看音樂本身性質、音樂與人的關係以及音樂功用。筆者認為我們可將音樂本身性質分為四類：

㈠音樂是娛樂性質

無論自己唱歌、聽戶外演唱會，或拉奏撥彈樂器、消遣排寂，均屬於娛樂性質，主要目的是在短時間內轉移情緒、發洩情緒，或

兒童音樂治療

寄托感情；如果心中不平、情緒不佳，娛樂性的音樂可能有治標作用，但不一定有治本作用，也就是淺層的表徵現象會改變，但深層的問題不一定得到解決。一天工作疲累，下了班找三五好友上KTV唱唱卡拉OK，或去PUB，紓解一下與上司、同事、家人之間的衝突與不悅心煩之事，但是回去上班或回到家後，如果持續同樣與他人的相處模式，也就是以一樣的想法、觀念、態度、某固定說話模式與口氣來處理衝突，沒有找到真正的癥結所在，並且付諸於行動解決，衝突仍舊不可避免，同樣問題依然循環式出現，不會因為事件不同而有所改變。同樣的道理，做一些娛樂休閒的音樂相關活動，可能只是短暫將注意力轉移到其他地方，忘卻心煩之事，等活動結束後，激情下降冷卻，心情仍有可能再度陷入凹凸不平的情緒坑洞。

但從另一方面來說，平常有安排音樂娛樂性質的活動，仍然是身心保健的重要方法，因為音樂是最容易獲取的娛樂方式之一，在我們生活中扮演緩衝、預防身心疾病的角色。沒有安排娛樂的時間與空間，如同人關在矮窄的籠洞，緊繃的情緒無出口可供宣洩，久而久之，慢性身心疾病自然上身。

(二)音樂是藝術性質

將音樂當成藝術性質，主要目的是在精神、心靈、美感的追求，較強調精緻、標準、學問、知識、時間、心力、費用與不斷練習……，來回於塗抹與修飾、消毀與再現之間，只求至美至極之境界。人類的文化生活中，精神靈性的深度非常需要精緻音樂來充實撫慰；無論純精緻音樂演出、戲曲音樂的淵源……，都會隨著時間

河流，流向人類歷史，保留當時人們藝術活動的紀錄。若音樂以藝術性質來追求，它的玄妙處是，即使身心受折磨、困頓，也能憑藉對音樂藝術性質的執著要求，容忍現實物質的困乏，而在精神層次上不斷昇華，創作出精緻精心的音樂作品。但另一方面來看，當精神、心靈陷入無止無境的迷境之際，即使從事精緻藝術性音樂，若無適當的專業人員輔導，音樂不一定能將精神、心靈帶離痛苦，有時反而將自己推向痛苦深淵。就像貝多芬在耳聾之際，仍有流傳後世的作品產生，對心中執著的精緻音樂要求，使他克服現實無情的考驗，直趨精神殿堂；而舒曼為精神憂鬱疾病所苦時，即使有優美音樂相伴，仍為身心疾患緊箍所制，無法康復，最後憾鬱而終。

(三)音樂是教育性質

　　將音樂當成教育工作、職業性質，就必須了解音樂知識、教學目的、教學內容、教學方法與學習心理，主要目的在以培育新苗為初衷，為國家社會培育／培養音樂人口；工作性質是教化人心、推廣音樂以及普及大眾群體之音樂素養。無論通俗與精緻音樂，學生都可以透過音樂老師，不同於強勢灌注的媒體資訊，得以另一人文關懷、文化管道，一窺音樂究竟。如果是一味順著學生口味，應付一時的上課之需，則音樂教育淪落為附庸不實，在教育體系中，無法成為科學教育的另一平行同等重要的人文教育，成為培養學生人品內涵的重要教育內容，則音樂教育將無法影響社會風氣，隨著粗糙的表象，腐蝕人心人性，如此這般，更遑論音樂文化的扎根、傳承。在西化奪勢的發展下，屬於地方特色、民族特點原本就不易保

兒童音樂治療

存，因此音樂老師的責任是此四項不同音樂性質工作中，筆者覺得最富長遠性、深耕性、傳承性，卻不一定馬上立竿見影的良心工作。如果在私人音樂教學中，除了傳授音樂技巧外，也注重人品舉止；如果在學校音樂教育中，以學生人格為優先考量，重視群體音樂教育下產生的正向、積極力量，沒有偏頗城鄉、獨厚已享有音樂資源的學生，則我們的生活內容、社會價值觀，一定會受到某種教化影響，提升生活素養。因此，音樂教育其所扮演的角色，在國家發展教育項目中，是值得重視、投資的。

㈣音樂是治療性質

使用音樂作為醫療、諮商工作性質時，它的重點不是放在一味強調音樂的精緻藝術性追求與演出，而是實際地運用適合個案的聲音、樂器、音樂本身，接近有或可能有身心障礙的人，從音樂活動中，來評估個案的身心問題，進而設定治療目標，幫助個案改善障礙問題。其主要目的在應用音樂為工具，打開人們關閉的心門，走出胡同，讓新的音樂經驗啟發身心禁錮，產生內在自生力量，進而付諸行動，改善舊疾，治癒身心。治療過程中，會因個案來自不同的文化生活背景，而接觸深淺不一的音樂藝術；會因個案不同的年齡、學習情形，而會接觸到教育的部分工作；會因接觸是一般大眾，也可能是特殊人士，而橫跨於娛樂提供或精緻藝術要求之間；如何闡述音樂為治療性質的特殊性，而應用於身心障礙兒童，是本書的重點，詳細的內容請參考後面章節介紹。

第一章　什麼是音樂治療？

三、音樂與人的關係

也許每個人就因為一首歌,一片CD,開始了不同的故事。有人因自己的母親常喜歡哼哼唱唱,自小與音樂結下永生的緣份;有人因戀愛,對某些特別情境下的情歌百聽不厭;有人一生兵戎,聽到當年的軍歌就激動不已;有人因宗教信仰,音樂成為他們頌讚、禮佛、敬拜的重要活動……。這些都在在顯示音樂與人的關聯、音樂因人而產生功能、發揮效用。

就音樂與人的關係而言,在《音樂行為的心理基礎》(*Psychological Foundations of Music Behavior*)一書中,有著清楚、貼切的明列。該書作者(Radocy, 1988)引述近代音樂治療倡導先驅之一的蓋斯頓(E. T. Gaston)在他的《音樂在治療》(*Music in Therapy*)書中(Gaston, 1968),列舉音樂與人的關係:

㈠美的表達與經驗需要音樂

著名的大提琴家馬友友,要有新作品出爐前,都盡可能親身到訪該地,如絲路之旅,感受當地、當時的景象、人文、心情、領受,將之融入他的音樂中。美不一定是光鮮絢麗,美是線條、流動、參與、感動,它需要親自經歷與感受,再藉助藝術之一的音樂,將美表現出來。

㈡文化母體決定於表達的(音樂)調性

音樂與其存在的文化,息息相關;一個有文化的地區,一定有其特殊的音樂特點,而這音樂又與文化生活緊密相連。因為文化是

兒童音樂治療

孕育音樂的搖籃，是捧護音樂扎根茁壯的培植雙手；沒有文化，音樂如失養孤兒，莖根分離，若要立足穩定，茂盛綿延，談何容易？

(三)音樂和宗教是全然相關的

任何宗教有其傳統的音樂相關活動，例如：上教堂、做禮拜、望彌撒、拜佛尊……，各個宗教有其一定的規範，而音樂就代表這一規範的歸屬，除了淨化人心外，循循善誘，更是一切儀典、次序、尊崇的表徵。

(四)音樂是一種溝通

音樂無國籍、種族、性別、年齡的界限，音樂拉近人的距離，即使在語言溝通有限的條件下，音樂也能成為最佳溝通方式。

(五)音樂就是真真實實的，具結構性

音樂本身有嚴謹清楚的結構，時間分秒不差、不多不少、音高高低變化、節奏快慢分明。具有無形的時間聲音，卻可運用有形的符號記錄，不虛不假，真真實實。既是真實的東西，在人處於身心混亂時，它是最能讓失序者找到浮木，重整身心的救助工具。

(六)音樂源自於溫柔的情感

音樂有令人無法抵擋的魔力，外表再兇惡的人，也能因音樂卸下剛烈的面具，流露出最溫馴、最柔軟的感情；內心再堅硬的人，也因音樂輕柔的撫慰，而卸除械甲。

(七)音樂是喜悅的泉源

音樂的另一個魔力就是帶來祥和、愉悅的快樂，去除佈染在心靈幽鏡上的蒙塵，使快樂泉源再度湧現，而這喜悅是快樂、滿足與

第一章　什麼是音樂治療？

感動的。

㈧音樂的最大效力在群體中

　　獨樂樂不如眾樂樂，因為音樂在群眾裡，最能帶動氣氛、揚升情緒、引起生理聲音的共振與心理的共鳴。例如：聚集會眾時、從事某些不同目的活動時，音樂就是成了開場、串場、暖場，引發人們注意力、活絡情感的最佳利器。

四、音樂功用

　　音樂的功用有許多種，音樂人類學家A. P. Merriam列舉的音樂十大主要功用（Radocy, 1988），這些功用之所以能發揮作用乃是因人們良性的頻繁互動關係，進而達到所設定的目的。它們是：

　　1.情緒表達功用。

　　2.美感的愉悅功用。

　　3.娛樂功用。

　　4.溝通功用。

　　5.符號代表功用。

　　6.肢體回應功用。

　　7.增強社會標準模式的遵從功用。

　　8.使社會單位以及宗教儀式生效功用。

　　9.文化的持續及穩定功用。

　　10.社會整合貢獻的持續及穩定功用。

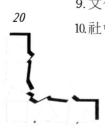

兒童音樂治療

總之，音樂有多項要素，如果掌握住使用的性質，使音樂與人產生的關係，發揮特定功用，往往會有比預期產生更多的美好互動，令人精神心靈上喜悅、滿足。例如：音樂要素「音高」，用在「娛樂性質」，音樂與人產生了「喜悅的泉源」關係，產生的作用就是「娛樂功用」，壓力的紓解自然見效；音樂要素「音高」用在「藝術性質」，音樂與人產生了「美的表達與經驗需要音樂」關係，產生的作用就是「美感的愉悅功用」，超越物質的成就感令人欣慰；同樣音樂要素「音高」用在「治療性質」上，音樂與人產生了「音樂是一種溝通」關係，就是發揮「溝通功用」，將障礙部分環節疏通，以非語言表達，也就大大提高病患恢復健康身心的主動動機。

　　針對上述闡述，對於為何使用音樂作為治療目的，讀者應該已有初步架構概念。因此我們可以說，為何音樂治療使用音樂？因為音樂治療是基於「音樂是真實的」、有頻率的聲音可聆聽、有豐富變化的音色可聽辨、有實體的樂器可觸摸可敲奏、有具體的音樂符號曲譜可讀看，並藉由感受、模仿、想像，將之視覺結構呈現、聽覺口敘呈現、觸覺碰敲呈現……等方法，引發人們「溫柔／易感的情緒」、「肢體的回應」，藉著「情緒表達」及「符號代表」，產生「表達與經驗」，相互交流，達到雙向「溝通」的目的。音樂治療是可以不用語言的方式，就進行音樂、情感交流，患者也可以不用懂得音樂技巧，就可進行音樂性活動治療，由音樂治療師來安排治療性的音樂環境，達到治療的最終目的──預防身心問題、改善身心問題、促進身心健康。

第一章　什麼是音樂治療？

第三節
簡介音樂治療

一、音樂治療發展簡述

　　人類初期尚未有語言時，音樂、舞蹈就已經是最佳互動的溝通工具。在東方中國聖賢哲人，就已將音樂視為人生必修科目，孔門「六藝」中的「禮樂」，就是強調必習音樂的重要性；而當時的「樂」，不只是聲調旋律，還包括自然萬物、儀式、排場、禮教、禁忌……。然而秦始皇的一把火燒了上古時代與周代的樂譜，使研究記載音樂的相關資料化為灰燼飄散，更不用說找尋東方上古時期，音樂應用於治癒身心疾病的斷簡殘篇（李邁，民72）。從文獻資料顯示，音樂用於治癒疾病初期發展上，古代東西方似均被記載以演奏方式，幫助身心不適的成人，用「聆聽」的方式，來解憂撫緒，其中西方初期約略將音樂一分為二，以安祥莊嚴與激勵勇進發展，後因科技日新月異，強調分工精解、驗證憑據；而東方以修身養性、天地人境、哲理思維，來解述音樂對人身舒筋通絡的助益。由於筆者受西方音樂治療訓練，又從事音樂治療對象以幼童居多，上述所提之聆聽方式，只占治療項目的一小部分，因此本書依循西方音樂治療的起源，按其歷史背景，從遠古時期，經古文明時期、

兒童音樂治療

希臘／羅馬時期、文藝復興時期、巴洛克時期、十八、十九及二十世紀，以至於進入二十一世紀，隨著不同時空背景、人文環境與心理健康之需求，「音樂」被視為「治療」的角色與地位，約略介紹西方音樂治療的發展。

音樂在遠古時代就是以解決人們健康問題為主要的使用目的，人類社會中非洲初期文化中的部落、美國早期印第安部落，有一種叫「巫醫」（Shaman或稱witch doctor）的人，是部落生活的重心，他具有三重身分——既是照護族人心理、疾病的音樂家、醫師，也是引領族人精神心靈的靈媒。他利用音樂在神奇之宗教性儀式中，運用鼓、節奏、響鐘、舞蹈、歌曲、特別服裝與咒語，為人驅除疾病，將音樂應用於醫療記事，深植於人類歷史初期軌跡；至今，尚未開發的非洲原始部落裡，仍有人用此方式治病療身。

另外，在混沌的史前世界，音樂具有神奇力量，人們用音樂來治癒疾病、身體和心智。《舊約聖經》（the Old Testament）中，也記載著音樂的神奇力量；舊約申命記第三十一章第十九節（Deuteronomy xxxi: 19）曾記載：摩西（Moses）作了歌曲（song），並教導以色列（Israel）的子民，幫助人們認識神，並以歌曲來驗證自己，驅離惡魔與麻煩；舊約撒母耳記的第十六章第十四至二十三節（I Samuel xvi: 14-23）也敘述：猶太人為了被魔靈侵擾的索羅門王（Saul），請了用手彈豎琴（harp）的少年大衛，以豎琴音樂來驅魔，治癒索羅門王，使他安心定性。約書亞記第六章第十二至二十一節（Joshua vi: 12-21）提到：七個祭司拿了七個羊角（trump-

第一章　什麼是音樂治療？

ets），前六天邊吹角聲邊繞著耶利哥（Jericho）城牆一圈，第七天也一樣，但不同的是祭司繞了六次後，在繞第七次時加上城內百姓的喊叫聲，耶利哥的城牆塌陷。

西元第二世紀時，古代印度有一種音樂調式（music/expressive mode）——「ragas」開始發展，而每一個音樂調式從情色、悲傷、狂暴、勇氣、害怕、奇異、平和、不妄、到放鬆，都可觸發不同的情緒，因為當時人們相信特別的音樂公式，可以幫助人們與宇宙接觸，促使身體、心智、精神在內在覺醒上更純靜清心（Titon, 2001）。

到了古希臘、羅馬時期，人們相信生病是源自人體本身的不諧和（disharmony），而音樂是具有規範、道德、倫理力量的，它可將人帶入諧和、次序狀態，促進身心健康。當時社會思潮就是，音樂如同小小的宇宙，被聲音（sound）和節奏（rhythm）組成的系統規範著，如同數學條律一樣，操縱看見、看不見的整體宇宙。當時音樂就被分為兩類：一種音樂是令人安定、提振作用，人們崇拜阿波羅（Apollo）這位樂神兼醫神，他手中常抱著很重的kithara琴，樂器以古希臘七弦琴（lyre）為主，詩也以抒情詩、敘事詩為主；另一種音樂則是令人興奮、狂熱，人們崇拜迪奧尼索司（Diony-sus）酒神，樂器以吹管（aulos）為主，詩也以讚美詩、戲劇為主。這兩種音樂風格是相對的，因而也影響西方音樂以後的「古典」與「浪漫」的區分（Grout, 1973），亦影響二十世紀後人們在音樂治療時聆聽音樂選曲的不同。而柏拉圖（Plato）與亞里斯多德

兒童音樂治療

（Aristotle），則被視為音樂治療先驅，乃是因為兩人均提到音樂的效益以及音樂對人健康的重要性，並且大力鼓吹謹慎使用音樂來提升健康與靈性。另有一些人士主張以不同音樂或彈奏特定音樂，來穩定抗爭的暴民；或是以管風琴音樂與長笛音樂、聲樂練習治療精神錯亂病人。這些方法與後來二十世紀初時，音樂再度被應用在精神疾病患者身上，有相似之處。

音樂、天文、算術、幾何在中世紀（the Middle Ages, 1100-1500 A. D.）時期時，被列為教育系統四大主科（quadrivium），當時音樂理論課程，也就是現代的音響學（Acoustics）、音樂美學（Aesthetics）以及音樂心理（the psychology of music），包含音樂物理聲響研究、音樂藝術性要求以及音樂在心理方面的影響，但缺少的是音樂對生理影響的研究。到了文藝復興時期（The Renaissance, 1450-1600 A.D.），人們對音樂有了更進一步的想法，認為在音樂與身體（生理／心理）、宇宙之間的互動關係必須諧和，人才健康。此時期的部分醫生相信音樂的力量可影響人心理狀態，將音樂當成預防性醫學，這觀念也被一般人所接受，因而產生一種說法，也就是之前中世紀的兩種不同教會調式：正格調式（authentic mode）和變格調式（plagal mode），其中為正格調式的Phrygian調式、Lydian調式、Dorian調式、Mixolydian調式，分別與人體體內四個重要體液（黃膽汁、血液、黏液、黑膽汁）、四個器官（肝、心臟、腦、脾臟）、人格特質（易怒、樂觀、冷淡、憂鬱），以及宇宙土壤清潔論（Empedoclean theory）中的水、火、土、空氣，有著密不可分的

第一章　什麼是音樂治療？

關係（表1-3）。這種說法簡單的說，就是某調式音樂，與人某體液分泌、某器官運行、某人格特質，以及天地間某物質有相當關聯。此時期醫療方面雖有解剖學出現，開始「身」的研究，但音樂對於身、心的研究，仍只是限於論點提述（Peter, 1987）。而音樂調式與人的關係發展概念，一直影響到世界各地後來民族音樂學家以自己民族音樂為出發，研究屬於民族音樂特點的中國音樂療法（表1-4）、印度療效音樂、中東音樂療法……，或以不同音樂表達方式的黑人靈歌療法、擊鼓療法、聲音療法……等。姑且不論東西方各民族、音樂表達方式如何，無論其論述如何，音樂治療能以人類祖先智慧的精華，再加上現代科學實作驗證，探究這些音樂對人可能息息相關的微妙牽連，相信更能對人的身心靈有很大的幫助。

表 1-3 西方文藝復興時期音樂、人（生理／心理）和宇宙四種要素之關係

音樂	人			宇宙
中世紀音樂調式	生理		心理	土壤清潔論
	人體體液	人體器官	人格特質	
Phrygian 調式	黃膽汁	肝	易怒	水
Lydian 調式	血液	心臟	樂觀	火
Dorian 調式	黏液	腦	冷淡	土
Mixolydian 調式	黑膽汁	脾臟	憂鬱	空氣

以上參考自 Peters, J. S.（1987）《音樂治療》（*Music Therapy*）一書，chapter 3, A Historical Overview of the Use of Music to Promote Health, p.28.

兒童音樂治療

中世紀教會調式的正格調式

Phrygian 調式（以 Mi 為主音）—— Mi-Fa-Sol-La-Si-Do-Re-Mi

Lydian 調式（以 Fa 為主音）—— Fa-Sol-La-Si-Do-Re-Mi-Fa

Dorian 調式（以 Re 為主音）—— Re-Mi- Fa-Sol-La-Si-Do-Re

Mixolydian 調式（以 Sol 為主音）—— Sol-La-Si-Do-Re-Mi Fa-Sol

註：調式（mode）在此時期既是表示音階，也可表示旋律的類型。

表 1-4 東方中國五音、人、五行之關係

中國五聲	人體器官	中國五行
宮調	脾	土
商調	肺	金
角調	肝	木
徵調	心	火
羽調	腎	水

中國五音之全音五聲音階

宮調（以Do為主音）——Do-Re-Mi-Sol-La

商調（以Re為主音）—— Re-Mi-Sol-La-Do

角調（以Mi為主音）—— Mi-Sol-La-Do-Re

徵調（以Sol為主音）—— Sol-La-Do-Re-Mi

羽調（以La為主音）—— La-Do-Re-Mi-Sol

27

到了十七世紀至十八世紀的巴洛克時期（1600-1750 A. D.）中

第一章　什麼是音樂治療？

期，名作家莎士比亞（Shakespeare）和史賓斯（Spencer）的論著中，也都提及了音樂的治療效果。這段時間，有皇宮貴族雇用歌手，來激勵皇帝嚴重的憂鬱症；有醫生開始著寫音樂在心理方面產生的效益。十八世紀中期至十九世紀，醫學上文章開始介紹音樂作為治療的相關附屬物（adjunct），也有醫學院學生提出學術文獻來支持音樂的治療用法，因而有較多使用音樂於疾病上的醫學研究文章出現；另外，醫生利用音樂來治療精神（mental）、神經疾病（nervous diseases）。十九世紀末期，音樂除了增加在精神病患的使用外，也逐漸被用在視障、聽障的特殊教育活動。重要的是，對音樂使用的概念，不再像之前的發展，僅將音樂合併於醫學治療的一般理論與附屬物，此時期的音樂逐漸被當成治療特殊個案處理。

二十世紀時，音樂效益的使用，開始往科學實驗方向發展，以不同形式的音樂，針對不同的人和動物，觀察音樂施行後在身體功能上不同的改變。音樂也因留聲機的發明，使音樂在醫院單位獲得極大的使用興趣。

現代音樂治療的專業發展，是沿自於第一次及第二次世界大戰時，各地傷亡不斷，醫護人員不堪無以數計的傷亡人數負荷，一些音樂團體、宗教人士、音樂家、醫護人員，嘗試以音樂演奏、歌唱的方式，來安撫傷兵，希望能減輕他們身、心的壓力與傷痛，音樂成為傷兵身心復健中的一部分，增加了音樂在醫院體系中心理輔導、精神治療上的使用。當時施行結果受到了肯定與鼓勵，產生正面效果，因而醫院大力提倡音樂的運用，培訓人員需求量日益增

兒童音樂治療

加，工作人員的素質與能力，逐漸被要求提高。醫院方面希望訓練具有大專程度的音樂家接受醫療臨床技術訓練，因而第一所訓練音樂治療師的美國密西根州立大學（Michigan State University）於西元一九四四年成立，而西元一九四六年美國堪薩斯大學（the University of Kansas），開始設有實習課程。大戰結束後，美國地區有心人士開始將它視為一項專業來發展，於是學校裡開始有相關的課程。而另一方面教育體系方面，也開始增加應用音樂對聽障、語障的幫助（Davis, 1992）。

西元一九五〇年，美國成立全美第一個全國音樂治療協會（National Association of Music Therapy, NAMT），地區以美國五大湖區為主，較注重訓練行為相關的音樂治療專業人員，訓練合格者，稱之註冊音樂治療師（Registered Music Therapist, RMT）；二十一年後的西元一九七一年，第二個美國音樂治療協會（American Association of Music Therapy, AAMT），以紐約地區為主，較偏向訓練音樂相關技巧的音樂治療專業人員，訓練合格者，稱之合格音樂治療師（Certificated Music Therapist, CMT）（Michel, 1985）。再經歷九年，也就是西元一九八〇年，音樂治療師資格的考試鑑核組織——音樂治療師認證委員會（Certification Board of Music Therapy）成立，由NAMT與AAMT兩大協會的資深音樂治療師共同組成，採電腦化考試，考試合格後，稱MT-BC（其他國家則有不同，例如：加拿大合格的音樂治療師則稱Music Therapist Accredited, MTA），每五年須更新再驗核一次，且規定五年內須有一定參加相關研習課程的

第一章　什麼是音樂治療？

積分累計標準之要求，未達標準者，須重新考試。由於局勢所趨，NAMT與AAMT兩大協會於西元一九九八年正式合併為美國音樂治療協會（American Music Therapy Association, AMTA），統一運籌相關事物，成為全球較強勢的音樂治療發展地方。

其他國家音樂治療專業組織發展，如南北歐洲、澳洲，也均有不同規模大小的音樂治療的專業發展：英國有兩個主要音樂治療團體正式成立，一個是由Juliette Alvin於西元一九五八年成立的英國音樂治療協會（The British Society for Music Therapy, BSMT），主要以推廣與發展音樂治療為主；另一個在西元一九七六年正式成立的專業音樂治療師協會（The Association of Professional Music Therapists, APMT），以訓練合格之音樂治療師所需為主。其專業期刊《英國音樂治療期刊》（*The Journal of British Music Therapy*）一年出刊兩期。

西元一九六〇至一九七〇年：荷蘭、瑞典、挪威、東／西德、奧地利、法國、瑞士、南斯拉夫、比利時……等國相繼成立音樂治療專業組織。西元一九七四、一九七五年，加拿大、澳洲分別成立加拿大音樂治療協會（The Canadian Association of Music Therapy）與澳洲音樂治療協會（The Australian Music Therapy Association）。西元一九八〇至一九九七年，巴西、阿根廷、哥倫比亞、烏拉圭、日本、紐西蘭、丹麥、芬蘭、義大利、波蘭、葡萄牙、西班牙、以色列、南非、韓國、菲律賓、台灣、香港、中國大陸……相繼成立相關組織。亞洲部分值得注意的是，日本已有二十多年的本土發展，

兒童音樂治療

並有多個相關組織；韓國更是急起直追，如同該國「三星」（Samsung）品牌這幾年在國際力爭上游精神般，音樂治療也設研究所以上教育訓練，大力推動音樂治療的專業發展。而中國大陸目前僅北京中央音樂院有音樂治療研究所，與台灣一樣，是延續美國正規音樂治療訓練為主軸的發展；而屬於應用中國傳統音樂、國樂、氣功、韻律……等的中國音樂治療法，則另有音樂家、醫學院教授大力宣揚（林珍如，民88）。台灣目前則是僅有台北醫學大學醫學研究所的醫學人文組，在研究所開課，其餘都在多所大專院校大學部特教系、幼教系、音樂系、心理衛生系……開選修學分，以上各系所是由音樂治療師授課，而某校之民族音樂學系，則提出中國傳統音樂在音樂治療的應用（詳細請參閱第六章表6-2）。

近些年，音樂被用來做預防醫學使用，由原來只針對身心障礙者、精神病患……，擴大施行應用到一般身心壓力大的普通人身上、其他目的的行銷策略。例如：將音樂用於辦公室、工廠、購物中心、廣告及公共場所，影響人們的情緒與行為。另外，在音樂本身，也因現代人面臨工作壓力、婚姻生活重擔，逐漸重視健康、靈性、與大自然的身心合一，相關的音樂如新世紀（New Age），因應而生，大受歡迎；而與大自然天籟聲音結合的合成音樂，亦擄獲生活在水泥叢林的孤寂現代人。這是否意味著人離大自然愈遠，愈想抓住與大自然相關的產物？同時，卻又矛盾地提出各種理由，將自己禁錮在城牆框架中？

第一章　什麼是音樂治療？

二、音樂治療定義

美國音樂治療協會，在全國音樂治療協會與美國音樂治療協會合併後，於西元一九九八年將音樂治療重新定義為：

「音樂治療是一個有關於健康的專業。在治療關係中，音樂被用來應對個體的肢體、心理、認知及社會需求；再評估每一病患的優勢能力與需求後，合格的音樂治療師提供指定項目的治療，包括音樂創造、歌唱、肢體移動及聆聽音樂。雖然治療內容有含括音樂性，但病患的能力被增強，且此能力被轉往強化他／她生活中的其他能力領域。音樂治療也提供溝通的林蔭，幫助那些發現自己難以字句表達自己的人。而在音樂治療專業研究裡，支持驗證了音樂治療在許多方面的有效性，例如：促進肢體動作能力、整體肢體復健、燃媒人們做治療的合作性、為病患及其家人提供情緒上的支持，以及情感表達的出口（Music therapy is an allied health profession in which music is used within a therapeutic relationship to address physical, psychological, cognitive, and social needs of individuals. After assessing the strengths and needs of each client, the qualified music therapist provides the indicated treatment including creating, singing, moving to, and/or listening to music. Though musical involvement in the therapeutic context, the client's abilities are strengthened and transferred to other areas of his or her life. Music therapy also provi-

兒童音樂治療

des avenues for communication that can be helpful to those who find it difficult to express themselves in words. Research in the music therapy profession supports the effectiveness of music therapy in many area such as facilitating movement and overall physical rehabilitation, motivating people to cope with treatment, providing emotional support for clients and their families, and providing an outlet for the expression of feelings.）。

此外，另一歐洲組織，世界音樂治療聯盟（The World Federation of Music Therapy, WFMT）正式成立於一九八五年，它是以歐洲各地為主要發展的音樂治療組織，它將音樂治療定義為：

音樂治療是指以合格音樂治療師，使用音樂和／或音樂的聲音、節奏、旋律及和聲，與其個案或團體，在一個合乎肢體、心智、社會和認知需求情況下，經由設計來促進並增進個案或團體的溝通、關係、學習、表達、組織，以及與治療相關的主題之過程。音樂治療是針對個人潛力發展和／或從重新儲存個人功能，使他／她可作預防、復健及治療（Music therapy is the use of music and/or its musical elements (sound, rhythm, melody, and harmony) by a qualified music therapist, with a client or group, in a process designed to facilitate and promote communication, relationships, learning, mobilization, expression, organization and other relevant therapeutic objectives in order to meet physical, emotional, mental, social and cognitive needs. Music therapy aims to develop potentials and/or restore functions of the

第一章　什麼是音樂治療？

individual so that he or she can prevention, rehabilitation or treatment.）。

整體來說，筆者認為音樂治療就是「以音樂為媒介，視個案現有音樂及非音樂能力，依急切性與可及性，有計畫、有結構的使用音樂特性之音高、節奏、音色、力度，作傾聽、說唸、歌唱、敲擊、彈奏、律動、即興等相關活動，幫助個案在肢體復健、表達溝通、認知理解、情緒抒發、心理狀態、心靈沉靜……等身心靈方面，誘發、開展、改善、保持或增進各生活技能之學習。」

三、音樂治療如何發揮作用

因為音樂有其特別要素——音高、節奏、力度、音色，在有系統的規劃下，可藉此音樂要素，喚起或重整身心障礙者四項行為，由音樂治療師謹慎控制介入因子，幫助個案經歷一至三種不等過程，達到治療目標。

前面曾提到「『音樂是真實的』、有頻率的聲音可聆聽、有豐富變化的音色可聽辨、有實體的樂器可觸摸可敲奏、有具體的音樂符號可讀看……」。音樂確實是有結構式實物之要素，因為音樂治療早期建基之父之一的蓋斯頓，在其著作《音樂在治療》，認為在音樂治療中，有五個重要結構式實物的音樂要素：

(一)旋律模式（melodic pattern）

旋律模式在音樂歌曲中，代表主要樂句，當它出現時，會引發

兒童音樂治療

人們較其他樂句為多的反應，例如：不自主哼唱旋律、肢體帶動動作、情感反應、特殊記憶、語音接唱……等。而旋律模式在音樂治療中，可以成為失語症（aphasia）病患練習說話語音，或延長一次呼吸長度的練習依據；旋律模式也可成為腦性麻痺或肢體障礙者，在做一項移動動作或舉起肢體復健時，最好的聲音指示語及支持。以上各種的行為反應，皆是音樂治療師重視的治療切入點。

(二)音高（pitch）

　　音樂治療中，音高是非常重要的個案線索或是其唯一表達的聲音頻率，例如：某些無任何口語能力的自閉症幼童，平常發出很奇特的語音，有時是很高的尖端刺耳聲音，音高可到達c'''，聲音振動頻率為1024Hz（一般音叉c"是523.6Hz）；有時是很低的喉音，有點像同一人操作表演大型木偶，但該人又與大木偶流暢對話時，使用的一般聲音語音與腹語的交替，但某些自閉症卻無一般語音，有時其類似腹語的聲音，甚至低於振動頻率128Hz；又有時忽高忽低，像是玩弄聲音，此類個案聲音使用音域（註四）很廣，很值得有興趣的專業人員，就其發聲的奇特頻率，與大腦右半腦顳葉區可能負責旋律聲調的區域，研究其相互關係與生理上接收語音與傳出語音的生理機制。當音樂治療師將此類自閉症患者發出的聲音當作是他與外界溝通的一種非語言性表達，也就是它是一種聲音溝通（一般人是以語言來溝通），治療的介入點就從個案聲音開始。音樂治療師並不會視此種行為是一種自我刺激行為，因此必須立即聽辨其正確的聲音位置，並在鋼琴或其他樂器上（通常在高低音高都涵蓋的

鋼琴上，除非他發出的聲音音色很接近某一樂器的音色），彈出正確音高，以便「回應」他所傳出來的「訊息」（詳細請參考第三章第三節兒童音樂治療基本技巧）。

(三)速度（tempo）

音樂治療中，速度有時猶如前導驅使個案前進的駒車，無形引導持續、堅持、繼續等潛在動機，幫助病患多做一些些、再持久一些些，而這一些些就是累積下一步明顯的進展。它的進行不用口語，完全交給音樂，有時針對較沒耐性的個案，讓音樂速度代替人為口令，一直保持復健練習，效果反而很好。

(四)節奏（rhythm）

在音樂治療中，節奏是在訓練內在混亂、無次序，而外在表現行為異常的個案，施予外在環境清楚、一致的聲音節奏，有助於調整、改善內在混亂，使之逐漸規則化、次序化，再加上行為改變技巧（behavior modification）（註五），異常的行為得以緩和、改善。另外，節奏也應用在因腦部外傷、中風，影響到走路的步行狀態之病患，例如：受傷的左或右腦負責行走的右或左腳（左腦負責右半邊肢體操作控制、右腦負責左半邊肢體操作控制），走路左右腳產生的節奏是左腳長聲右腳短聲（如同節奏中的附點音符 ♩♪），或左腳短聲右腳長聲（如同節奏中的切分音音符 ♪♩）；音樂治療以節奏方式介入，將不規則的節奏步態，改善為規律的步態，自然影響病患行進雙腳的施力點與前進速度。音樂治療這方面的治療技巧，稱「節奏性聽覺刺激法」（Rhythmic Auditory Stimula-

兒童音樂治療

tion, RAS），以美國科羅拉多州州立大學音樂生物醫學中心負責人，Michle. H. Thaut博士為先驅，他經常與專業的神經科醫師、物理治療師合作，從事於節奏對復健病患的肢體動作研究。此類節奏應用在音樂治療中另一重要方式是，針對語言障礙者說話時字句節奏的訓練。他將此方面多種音樂治療治療方式，統稱為「神經音樂治療（Neurological Music Therapy, NMT）」。

（卅）力度（dynamics）

指音樂中的大、小聲，通常以強 forte，簡寫「*f*」表示大聲以及弱 piano，簡寫「*p*」表示小聲。另外也有其他力度符號「crescendo，簡寫cresc，」表示慢慢變大聲，也叫漸強；「decrescendo，簡寫decr；或diminuendo，簡寫dim，」表示慢慢變小聲，也叫漸弱；「sforzato，簡寫*sf*」則表示突然大聲，也叫突強。例如：貝多芬〈命運交響曲〉，同樣四個音高，逐漸加重的力度下，讓人聽了真的如同心門被強力催促的聲響，重重敲扣著。力度的表現充分傳達音樂的情感張力，人隨著音樂的力度變化，自己的情緒隨之起伏、轉移與宣洩。音樂治療中，力度訓練最能改善情緒控制表達的幅度，也就是可以藉由音樂中的強、弱、漸強、漸弱，來調整情緒問題，一如開車猛踩煞車，坐在車內的人會隨煞車前後晃動，很不舒服，如果輕、慢、提早以及漸進式踩煞車，則車內的人，也就感覺不到駕駛人踩煞車了。許多身心異常的人，在情緒控制上，更弱於一般人，因此首要改善情緒問題的方式，就是訓練力度控制。

第一章　什麼是音樂治療？

以上是蓋斯頓所提到音樂治療的幾項音樂要素，但其中並未提到音色。依筆者多年的臨床經驗，認為「音色」在音樂治療中，也扮演舉足輕重的地位。音樂治療中，以樂器表達情緒的活動裡，個案每次特定喜歡挑選固定的某一樂器，或聽某一聲音，有其心理上、情感上的投射，此時樂器或聲音的獨特音色，對個案而言，分外重要。在一對一成人音樂治療中，音樂治療師可能先採取與個案同一音色的樂器，以配合、較被動的音色與之作樂器上、聲音上的互動應對，若音樂治療師感受到個案的不悅、抵制……等情緒音色，會視當時情況作調整——繼續回應個案先前同一音色、換不同音色樂器，或是仍使用同一音色樂器但是對於衝突、不和諧……等情緒感受音色予以回應。這裡使用的正是音樂中變化最大的音色，不僅是樂器物體本身音色的運用，也包含另一部分人藉物傳遞出去的情感音色。幼童較不適合此方式，是因幼童對樂器的操控與情感表達，不像成人能成熟運用；表達方式較直接，不如成人會隱藏、保護、禁錮，而且幼童心理上較將樂器視為比自己小或低一層的對象，治療師不容易在樂器上施以對等的心理位置來引發情感。幼童必須以「玩耍」的方式與之互動。另外，音色的另一項重要性是，在音樂治療項目中，聽辨音色在針對（中樞）聽覺訊息處理異常（CAPD／APD）的個案訓練中，是一項最基本、最初步、最重要的治療處方之一。

　　美國堪薩斯大學的音樂治療元老Sears博士（Sears, 1968）認為音樂治療的介入，容易喚起個案四項行為，原因是音樂個案浸淫在

兒童音樂治療

多種結構式實物之音樂要素，人是環境的產物，如果環境是清楚、次序、層次、階梯式……的結構，人自然受其影響。從慢到快、不會到會、粗糙到精細、混亂到次序、理性到感性、僵硬到柔和、封閉到開放、指節到前臂、胳膊到軀幹、小肌肉到大軀體，無論直接或間接，都影響人的四大發展——身體、智力、情感、社會互動，也在這四方面做整合。而Sears博士指的音樂可喚起個案四項行為，分別為：

(一)時間次序行為（time-ordered behavior）

音樂中的旋律進行時，它的樂段、休止符，就是訓練感官協調不佳的個案，藉由這外界的最基本時間性訓練，有音樂—無音樂，快音樂—慢音樂，來代表現在該做什麼，一旦自我掌控得宜，個案對時間性、次序性的了解，就能表現在他的音樂活動行為上。

(二)能力次序行為（abllity-ordered behavior）

道理同(一)，當從有音樂—無音樂，快音樂—慢音樂……中的練習，個案操作能力也從不會、會到熟練。能力提高，對外界刺激的反應自然快。反應快，表示身體機能運作連結的速度縮短，功能提升。

(三)情感次序行為（affectively order behavior）

個案對時間性、次序性的了解，以及對外界刺激反應變靈活，身體功能進步，自我成就感一定提升，在情感的表達，自然較順利、保持通暢。否則什麼事都做不來，對再重度的個案，情緒的影響都是負面、阻塞的。

39

第一章　什麼是音樂治療？

㈣感覺細分行為（sensory-elaborated behavior）

　　無論敲打、唸唱、揮動肢體，都幫助感覺系統連結分枝細部化。原本因障礙產生含混、模糊、阻痲、緩慢的感覺神經傳導，有機會因這些豐富性、涵蓋性大的動／靜音樂活動，而活絡起來。

　　而訓練合格的音樂治療師，必須清楚且小心謹慎的控制治療時的介入因子（Hadsell, 1993）如下：

㈠時間（time）

　　介入時間指的是介入的樂器、要素、指導語、治療方式，必須判斷正確何時適宜、多久恰當；例如：閱讀障礙的閱讀速度，是須在治療師訓練每句句子基本節奏構造，並加以音符化訓練時間感之後，才進入速度訓練。如果介入時間與時機相反，則不僅造成反效果，也無法建立個案信心。或者在手鼓拍打練習一定時間後，依個案反應做其他樂器、項目調整。

㈡空間／設備（space/equipment）

　　音樂治療是動態、靜態皆宜的活動，因此活動空間不能過於狹窄，以致個案沒有足夠的空間做身體伸展、來回速度上的練習；空間也不能過於寬闊，會使治療師無法充分掌握個案行為。至於設備，防撞牆是為了顧慮過動疾患個案、情緒障礙或自我傷害的個案安全，而好的音響設備不能省，可以放置在較高有門鎖的儲櫃，以防個案玩弄損壞。其他雜物不宜堆放在治療室，盡量保持完整、清爽、安全的治療空間。

兒童音樂治療

(三)選擇（choices）

不僅是治療師每次治療的選擇治療項目、樂器，提供個案選擇的項目也是有安排的，如：教認知時，如果個案是視知覺問題（請參考附註第三章名詞解釋），則選鐵琴、木琴或八色音磚；如果個案是聽知覺問題（請參考附註第三章名詞解釋），則選銅鈸、鼓、鐵琴、直笛；前者音域較集中，後者音域較分散，加上以前者個案視差距離的多寡、後者聽辨音色差異大小來選適合的樂器。

(四)材料（materials）

樂器方面盡可能以「真材實料」為主，尤其幼童期的聽覺神經與其他感官神經尚在發展，一般市售粗糙的樂器玩具，雖然方便、便宜，但材質影響品質，其所發出劣質的聲響、噪音量，卻不利兒童聽覺發展，會成為一種慢性聽力受損現象。而真實的樂器使用時，仍要注意音量的控制。

(五)指導（instruction）

指導就是一種直接或間接的介入，當治療師給予個案指導時，一定要注意所給的提示是肢體？語言？還是手勢？因為這代表個案現階段能力，到底到了何種程度？而這又與治療的所在級數有關（請參考第三章第三節之四兒童音樂治療分級治療訓練原則）。

(六)增強（reinforcement）

音樂治療裡促使行為改變的增強物並不是食物，而盡可能以滿足個案的成就感、精神鼓勵為主。食物雖是最容易達到目的的增強物，但無法確保操控者是否也能以同樣嚴謹的訓練方式，施行消退

第一章　什麼是音樂治療？

食物後仍保持修正後的行為，轉為內在趨動力的長期行為。

之後進入治療時，個案會經歷三種不等過程，而這並不一定按照先後經歷的順序過程，也不一定三個過程都需經歷，而是依音樂治療師設定的治療目標以及個案的身心能力。在過程中可藉由帶給個案新的經驗，來改變認知、情感模式、學習模式。而這三種不等過程分別是（Wheeler, 1983）：

㈠活動治療（activity therapy）

俗話說：「要活，就要動。」對成人而言，只要讓肢體、情緒活絡起來的活動，就是對付個案退縮、消極、懶散、無動機⋯⋯最好的方式，因為那是最起碼身心健康第一步驟；對兒童而言，玩就是遊戲活動，遊戲活動就是學習。因此任何團體性的音樂活動，主要目的在活動、遊戲，提供個案有活動肢體、高聲唱歌、敲打吹奏⋯⋯的機會，在普通的預防保健上，也是有幫助的。

㈡再教育目的之內識治療（insight music therapy with re-educative goals）

教育也是一種學習，再教育更是彌補曾在接受教育時期時，因故未完成、未接觸、未深究的重新學習。它不同於活動的學習，乃因再教育是有計畫、有方法、有階段的學習；如果肢體活動的治療重點放在短期肢體活動、情感抒發與寄託的目的，則再教育目的的內識治療重點放在透過自我察覺、警醒，在被引導的情形下，較深入、長期的增進認知、心智能力為目的。

兒童音樂治療

㈢重建架構目的之內識治療（insight music therapy with re-constructive goals）

如果因為先天遺傳因素、後天成長環境之故，無法完全的發展基本的各項發展，音樂治療提供了再一次構架自我的機會，因個案的心智能力、僵化思考模式、內心困擾紛亂、不易與他人建立穩定的情感模式、重新建構自我能力，因此施行音樂治療時，可能直接介入的主導技巧使用，多於側旁伺機的引導技巧。因為音樂最容易讓各個心智能力不同的人都願意接受，但接受以後改變身心障礙的幅度，因各人自省察覺能力不同、看待自己問題的理解能力不同、執行重建能力不同，而有不同結果。

以上三種過程，音樂治療師以其專業能力幫助個案克服他所必須經歷的治療過程。經過以上多層的考量與施行後，為的就是達到以下兒童音樂治療的治療目標：

—語音聲調

—口語順暢

—非語言溝通

—培養自信心

—促進認知能力

—加強社會互動

—語言前期的發聲誘發

—增進聽知覺發展與能力

43

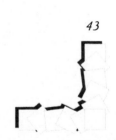

第一章　什麼是音樂治療？

—聽知覺與動作協調發展的連結

—聽知覺與視知覺協調發展的連結

—修正情緒抒發方法／情感模式重建

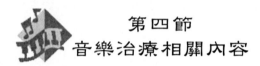

第四節
音樂治療相關內容

一、音樂治療對象

　　因為音樂治療可應用於人生各階段，施行對象也不限年齡、性別、種族，從孕婦、早產兒、身心障礙兒童、精神病患……到安寧病房等不同類型個案都有（圖1-7）。但有兩種情況不適合做音樂治療，1.會因為音樂、聲音或某一種頻率當場引起癲癇發作的生理問題病人（但有癲癇的腦傷病人卻可以嘗試音樂治療）；2.若是音樂、聲音、某一種頻率或音樂環境引起個案高度激烈的後天創傷症候群（post-traumatic stress disorder, PTSD）症狀之病人，也就是任何聲音／音樂會引發他急性身心激烈的肢體與情緒反應者，例如民國八十八年台灣九二一大地震災民，正處於初期急性期，暫須以非聲音（音樂）治療方式，減低心理障礙、情緒激烈反應後，再做音樂治療，幫助其做自我重建。而行為較保守、退縮、沉默、不語的後天創傷症候群之個案，可以使用不需語言表達的音樂治療，倒是可

兒童音樂治療

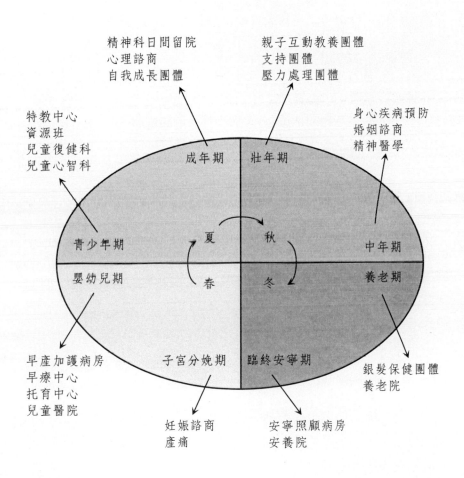

精神科日間留院　　　親子互動教養團體
心理諮商　　　　　　支持團體
自我成長團體　　　　壓力處理團體

特教中心　　　　　　　　　　　　　　　　　身心疾病預防
資源班　　　　　　　　　　　　　　　　　　婚姻諮商
兒童復健科　　　　　　　　　　　　　　　　精神醫學
兒童心智科

　　　　　　　　　　　成年期　壯年期

　　　　　　　　　　　　夏　　秋

青少年期　　　　　　　　　　　　　　　　　中年期

嬰幼兒期　　　　　　春　　冬　　　　　　養老期

　　　　　　　　子宮分娩期　臨終安寧期

早產加護病房　　　　　　　　　　　　　　銀髮保健團體
早療中心　　　　　　　　　　　　　　　　養老院
托育中心
兒童醫院

　　　　　　　妊娠諮商　　安寧照顧病房
　　　　　　　產痛　　　　安養院

圖1-7　音樂治療應用於人生各階段

第一章　什麼是音樂治療？

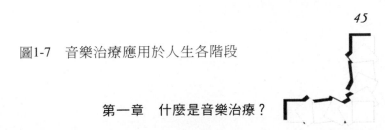

在創傷時期，就可嘗試，藉由音樂治療，幫助其做壓力紓解。

二、音樂治療時間

音樂治療時間上的安排，由音樂治療師自行決定，大致是三個月、半年至一年為短期治療，一年以上為長期治療。一次一對一約三十至四十分鐘不等，團體約一小時，人數可從三、五人至十人以上。而一週進行一次至每隔一天一次。

三、音樂治療地點

國外音樂治療工作地點分別在醫院的精神科、復健科、開刀房、產房、早產兒加護病房、一般學校、早療中心、兒福中心、身心障礙者機構、復健中心、診所、私人工作室……（Elkins, 2003）。台灣目前則僅限於醫院精神科、復健科、身心障礙機構、早療中心、安養院、安寧病房（欒珊瑚，民88）。

四、音樂治療設備

理想音樂治療室主要包括主要治療室與有單面鏡的觀察室，音樂治療室主要用來做治療，須隔音，天花板高度不能太低而有壓迫感，須有儲櫃收納樂器……等設備，不受外界雜音、談話聲、電視機聲音……等干擾；單面鏡觀察室以觀察個案行為為主，家長、實習學生、其他相關專業人員在內觀察、記錄。音樂治療室四周須有防撞牆保護個案安全。樂器包括鋼琴（電鋼琴可代之，但效果各

46

兒童音樂治療

異）、電子琴、吉他、各類打擊樂器、吹管樂器、音響設備、卡拉OK、隱藏式攝影機……。

五、音樂治療活動內容

㈠傾聽樂曲

　　成人僅是純粹聆聽音樂，應可順利進行，但兒童則須附加語言、圖畫、符號、動作……多管道靜態、動態方式，表達自己聽之後情感感受，或有其他聯想、相關聯事件。

㈡敲打樂器

　　用於情緒紓解、手眼協調、節奏訓練、速度訓練；兒童、成人皆宜。

㈢彈奏樂器

　　用於初始行為（指重度身心個案幾近無溝通意願或功能者）、知覺訓練；兒童、成人皆宜。這裡的彈奏是指輕觸、按、勾……在吉他、多功能和弦琴、自動桌上型豎琴……等樂器上。

㈣說唸韻詩

　　用於誘導語音發聲行為、語言前期訓練、語韻訓練、語暢訓練、聲調訓練；兒童應用較多，成人則用於因故導至智力能力接近幼童者。

㈤歌唱

　　用於情緒紓解、聲音表達訓練、聲調訓練；兒童、成人皆宜。

47

第一章　什麼是音樂治療？

㈥肢體律動

用於聽覺敏銳度、模仿學習、肢體表達／協調、韻律感訓練；兒童、成人皆宜。

㈦即興創作

用於無法、困難或封閉／自閉，僅以少部分細微特定動作、聲音、語音傳達／溝通自己意願者；兒童、青少年、成人皆宜。

六、音樂治療方法／派別

西方音樂治療應用方法，並無單一音樂治療法，經五十多年的發展，有其不同音樂原則運用，而延伸出來的專業音樂治療方法。其主要類別大致如下（表1-5）：

㈠諾多夫羅賓斯音樂會治療法（Nordoff-Robbins Music Therapy）

由兩位將音樂用於治療的先驅的作曲家諾多夫博士（Dr. Paul Nordoff）以及特殊教育學者羅賓斯博士（Dr. Clive Robbins）創立的創意性音樂療法（Creative Music Therapy）。在英國、加拿大……均有其治療中心。七十多歲的羅賓斯博士甫自美國紐約大學退休，並在音樂治療中心提供臨床音樂治療服務；他認為音樂是接近特殊兒童最基本的方法。以即興音樂方式，也就是以聲音、樂器藉著當場個案能力下隨興之主題，做互相式的音樂進行，讓個案經過內在創造力，自我實踐來克服肢體、心理、情緒、語言、認知……等困難。

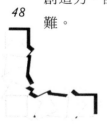

兒童音樂治療

㈡邦妮引導意象音樂法（Bonny Method of Guided Imagery and Music, BMGIM）

這是小提琴家邦妮女士（Helen Bonny）創立的（Meddows, 2002），它是一種自我探索治療方式，在一放鬆的狀態下，聆聽選擇性的古典音樂，為引出心智想像，如視覺圖像、情緒、記憶、肢體知覺，來投射出每個人獨特的生命旅程，引導者指引過程中想像之經驗，將之整合到生活，刺激更深的自省力量，去掌控成長歷程，從中得到治療、轉變。訓練分為初階、進階、高階。

㈢旋律聲調治療法（Melodic Intonation Therapy, MIT）

一九七三年由史帕克斯（R. W. Sparks）等人（Sparks et al., 1976）提出，是一種針對成人失語症（aphasia）病患及兒童語言發展遲緩——失用症（apraxia）設計的結構性復健治療。依據個案說話的缺失，以說話性的語韻短句，附加誇張明顯的音樂要素如：音高、節奏、速度、重音，來幫助個案。目前多為語言病理師或臨床語言治療師使用。

㈣修正旋律聲調治療法（Modified Melodic Intonation Therapy, MMIT）

一九九五年由貝克爾（F. A. Baker）提出（Baker, 2000），是修正MIT的方式，針對嚴重至僅發出一音的溝通障礙之非順暢性失語症病患。強調「唱」句子多於「說」話性的語韻短句，且音高數量的使用多於MIT的一次四個音，並以和聲伴奏加強字句記憶力。目前多為音樂治療師使用。

㈤聽覺整合治療法（Auditory Integration Therapy, AIT）

一九九三年法國醫師貝瑞德（Guy Berard）依臨床推判與結果，提出此方法，它是透過聆聽已過濾及調整後的音頻音樂，來修正聽覺系統對聲音處理失調現象，並刺激腦部活動，進而達到改善行為、情緒之目的。他認為AIT是一種主要在減少對聲音過於敏銳、試圖修正聽覺困難、增進聽覺能力的聆聽聲音治療方式之一，最初是為自閉症設計施行，然其他障礙如：失讀症（dyslexia）、注意力缺陷過動症（attention deficit hyperactivity disorders, ADHD），也接受AIT治療。但這治療仍屬實驗性治療，治療後在聽覺能力表現效果不一。在治療時若非專業人員的音量操控不當時，也會造成兒童聽力受損。

㈥節奏性聽覺刺激法（Rhythmic Auditory Stimulation, RAS）

由美國科羅拉多州大學Michle. H. Thaut博士提出（Rice, 1995），主要是運用有限身體肢體動作能力與節奏性的動作同步進行，因為內在動作接收朔行過程，可由外在聽覺活動為觸媒，提高引發脊椎動作神經元的興奮，以產生更理想的動作。對象有兒童腦性麻痺（Eun-Mi E. K., 2002）、柏金森氏疾病（Parkinson's disease，註六）、腦中風（stroke）（McIntosh, 1996）、腦傷（traumatic brain injuries）和亨丁頓舞蹈症（Huntington's disease，註七）……等肢體協調、平衡、奇怪動作模式障礙者。他將此方法合併眾多其他音樂治療技巧，以大腦神經科學為基礎，利用大腦皮質可塑性模式（cortical plasticity models），加以音樂特性之節奏模式、聲音模式

兒童音樂治療

等速度、時間原理，配合電腦、攝影高科技儀器記錄，產生科學數據驗證，統稱為神經音樂治療（Neurologic Music Therapy, NMT）。

㈦其他治療方式

除上述多種臨床應用方法外，其他音樂治療方法引用心理學方面的理論基礎，創造出益於不同個案的方式（Wheeler, 1983），如應用行為修正音樂治療法（Applications of Behavior Modification Principle to Music Therapy Treatment），是將行為修正法運用在音樂治療中；完形音樂治療法（Gestalt Approach Music Therapy），是以心理完形治療之「此時此地」（here and now）為主軸，在音樂治療中併用。心理動力取向音樂會治療法（Psychodynamically Oriented Music Therapy）——英國音樂治療師Elaine Streeter是主要創始者，主張強調音樂治療中兩種重要關係決定治療成敗，一是人與音樂、一是個案與治療師，其中對象常是精神疾病者（表1-5）。

七、音樂治療驗證趨勢

音樂治療之所以被視為另類療法之一，是因它有藥物治療無法取代的效用；近年來，除了維持人性化「質」的治療品質要求外，也積極往科學化、數據化「量」的方面發展研究，應用儀器或生理檢查數據，來驗證音樂治療有其對人的影響效果。這方面分四種來進行研究（Taylor, 2001）：

㈠音樂在疼痛效應之神經傳導路徑。

㈡大腦情感中心裡，音樂刺激在神經中樞的過程。

表 1-5　音樂治療各種方法施行形態與適用對象之分類

方法	形態	適用對象
聽覺整合治療法	耳機聆聽不同頻率	某些自閉症、聽覺訊息處理異常患者
行為修正應用音樂治療法	律動、音樂遊戲	過動症、行為異常患者
旋律聲調治療法	唸、說、哼、唱	中風（失語症）、語障患者
修正旋律聲調治療法	唸、說、哼、唱	嚴重溝通障礙語障患者
邦妮引導意象音樂法	聆聽	心理障礙、藥酒癮患者
諾多夫羅賓斯音樂治療法與其他即興法	即興法（Improvisation）唱、彈、敲	自閉症、各類患者
節奏性聽覺刺激法	聽、動	中風（步態）、腦性麻痺患者
心理動力取向音樂會治療法	敲擊	心理／精神障礙患者
完形音樂治療法	多樣	心理／精神障礙患者

製表：張乃文（2003）。

㈢音樂激發溝通、動作之生理反應。

㈣音樂對焦慮、壓力生理反應之影響。

　　隨著電腦科技應用於音樂的不同方式，將影響音樂的施行方式、演奏方式、互動方式，尤其在改變音樂要素的分析上，將大大不同於今。

　　未來，音樂治療也將隨著電腦科技的飛速發展、預防醫療需求，分為三大方向進行發展：一為以電腦科技來作音樂本身複雜的要素分析，二為電腦科技應用在音樂治療聽、視治療項目功能上，三為人們對大腦，尤其在顳葉區、邊緣系統（註八）的認識與鑽研，以電腦高科技醫療檢驗器材，來檢視音樂對腦的影響作用。期

望能將音樂治療對人的影響，從過去以行為記錄來衡量改變的可能性，進展到以精密電腦科技、醫療檢驗器材、分析音樂要素，檢視作音樂治療的某些治療項目後，在大腦所管轄的某些區，發揮某些影響，一清二楚的立體呈現在人體解剖、腦神經連結影像上（表1-6）。

表1-6　音樂治療現今與未來可能的驗證趨勢

	音樂	生物醫學
現今	音樂分析觀察七大法（節錄自 Grove《音樂字典「A」》，p. 369-380）： 1. 基本結構（Fundamental Structure）。 2. 主題程序與功能分析法（Thematic Process & Functional Analysis）。 3. 曲式分析（Formal Analysis）。 4. 樂句結構分析（Phrases-Structure Analysis）。 5. 分類與音型分析（Category & Feature Analysis）。 6. 分布狀態分析（Distributional Analysis）。 7. 資訊理論（Information Theory）。	四項假設探討音樂療效的實驗研究（Taylor, 2001）： 1. 音樂在疼痛效應之神經傳導路徑。 2. 大腦情感中心裡，音樂刺激在神經中樞的過程。 3. 音樂激發溝通、動作之生理反應。 4. 音樂對焦慮、壓力生理反應之影響。
未來	O.I.T.S.電腦分析音樂方式（高惠宗，民89）： O=Order, change order　音／音組／音程的次序。 I=Inversion　音程變換十二音列矩陣。 T=Transpose　音程變化如：移調。 S=Sets（音組）　一個音稱 pitch，二至十二個皆稱 set。	電腦高科技醫療檢驗器材：如單光放射電腦斷層攝影（Single Photon Emission Computed Tomography, SPECT）或功能性磁振造影（Functional Magnetic Resonance Imaging, FMRI）。

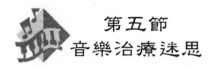

第五節
音樂治療迷思

音樂特殊教育、醫療音樂、音樂醫療以及音樂治療的區分

　　筆者認為：音樂，是人類精神之一所在，它可淺、可深、可狹、可廣，全看音樂本身是如何被定義、被了解、被使用。音樂用於精緻藝術之追求，學院派長期的訓練不能少，目標是培養精鍊音樂的樂器或器樂技巧與藝術內涵修養；音樂用於大眾休閒娛樂之推廣，通俗短時間的效益是銷售考量，目標是以音樂為社會群眾情感製造寄託與抒發之管道；音樂用於醫療康復之應用，精緻或通俗的運用端看病患本身況態以及音樂屬性，目標是病患心智狀態及身心功能康健之療育。

　　德國漢德堡大學表演藝術學院音樂治療系主任——Hans-Helmut Decker-Voigt博士，也是世界音樂治療連盟主席（1994-1996），曾受邀參加台灣二〇〇〇年國際音樂治療研討會，在會中演講內容提到必要區分音樂特殊教育（special education in music）、醫療音樂（music in medicine）、音樂醫療（MusicMedicine or Music Medicine），以及音樂治療（music therapy）之間觀念上的差異，筆者於此略作敘述，期望大家交談相關話題時，能有基本的共識。

　　　　　兒童音樂治療

先談音樂特殊教育，它是針對任何身心障礙的人，設計音樂相關活動，幫助他們改善學習成效、抒發情緒、甚至教導如何操作樂器，重點在給予身心障礙者音樂教育的機會，如同音樂老師對一般學生施以音樂教育，對身心障礙者而言，音樂教育課程是一樣的重要。音樂特殊教育施行時，是以一個特殊身心障礙團體音樂課為主，必要時也可一對一，但主要目的是針對音樂課程走向，學習樂器或器樂之技巧為續；施行者若是有特教經驗的音樂老師、或有音樂課教學能力的特教老師，都能勝任愉快。報章雜誌常報導某某視力障礙學生在鋼琴、胡琴、聲樂……等比賽得到優異成績，這就是音樂老師的功勞，他／她在這位視障生身上，克服教學障礙，施以音樂教育中鋼琴、胡琴、聲樂……等音樂教學課程，而這視障生應該只是純粹視力障礙問題，其他方面，如聽理解力、智力、肢體……均與一般孩子無太大差異，因此這是音樂特殊教育，並非音樂治療，因為視障生被改變的是鋼琴等音樂彈奏的演唱能力。如果該生是兩種障礙以上的多重障礙者，例如是視障，喜歡音樂，但合併聽理解問題、語言僅仿說能力問題、手指功能萎縮問題、注意力問題或情緒問題……等，相信這時由音樂治療師幫忙，較音樂老師更能掌握問題，並以音樂活動的方式，幫助個案因音樂喜愛的行為動機表現，達到個案音樂或其他功能性能力的開發與復健。因此音樂特殊教育與音樂治療不同，它是音樂課程施行在身心障礙者技藝性的教育性質。

醫療音樂則廣泛涵蓋各式各樣使用於醫學治療領域的音樂或音

第一章　什麼是音樂治療？

樂相關方法。至於容易與醫療音樂在理解與解釋上產生混淆的音樂醫療，近年來，多位醫師、音樂治療師力圖將之區分解說，以利大眾在了解與溝通上，有一致所指之意。

德國音樂醫療研究實驗室（the MusicMedicine Research Laboratory）的Ralph Spintge教授，也是第十屆國際音樂醫學會議的共同召集人，他曾闡述音樂醫療（MusicMedicine）的定義，他認為（Pratt, 1999）：音樂醫療是一種多面向跨領域，包括數學、肢體、生理、醫學、心理、音樂學、音樂治療性方法的科學評鑑；一如在健康照護單位，為補足一般醫療過程，以病患個人尚未被診斷議決或事實已存在的疾患與基本治療所需，透過預防性、治療性及復健性的音樂刺激，作音樂醫學之應用（MusicMedicine is defined through multi-disciplinary scientific evaluation, including mathematical, physical, physiological, medical, psychological, musicological, and musictherapeutic means, as well as through preventive, curative, and rehabilitative application of musical stimuli in healthcare settings, in order to complement usual medical procedures, while regarding specific pending or actual existing health disorders and their ordinary treatment on an individual basis.）。而其在醫療院所設置下，接受應用這醫學基本音樂（Medico-functional Music）時，有一定的執行要求品質標準，也就是：

1.了解且界定其使用音樂內容，如音樂來源、名稱、樂譜、作曲編排標準、全曲安排、全曲解釋／詮釋、樂器編成。

2.界定劑量，如音樂時間長度、音量、振動影響……等。

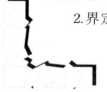

兒童音樂治療

3.清楚指示，如：疾病不適、何種情況之下、使用對象……等。

4.音樂使用在情緒性的一致標準狀態，如：放鬆、安靜、減輕疼痛、睡眠感應、壓力減少、不安、興奮、活絡身體或精神、增強記憶、提升表現……等。

5.了解到將音樂醫學照會到設置單位及個案時的可能危險性及非預期之副作用。

6.注意一般性及特殊性的禁止癥候（contraindications），如：急性精神症狀、神經症（neurosis）、臨界神經症、自殺、癲癇、藥物濫用……等。

不僅嚴謹要求上述多項，在使用音樂時的相關儀器、機械操作狀態考量，也需清楚規範，如：耳機／喇叭的音量、單聲／立體音響、相式型／數位型、有線／無線、前景／背景音樂、純音樂播放／有口語指示音樂播放……等。

如果讀者遇到下列情形，可能是初期對音樂醫療的初探試用，距離音樂醫療尚有一段距離，必須設定更嚴謹的內容要求與驗證。這些情況包含一般與醫師、其他醫療相關人員進行一般交談、晤談、甚至諮商、認別壓力或治療時，從事處置個案病況，可能被建議聆聽的古典音樂或輕音樂等，如同開「處方箋」，這裡的聽音樂如藥品一般，常被以「聽XX曲子」或「聽XX作曲家的音樂」來處理，重點放在給予病患已被挑選套用的音樂曲目，採耳機聆聽式或

57

開放空間聆聽音樂的同時／之後，搭配生理回饋器材，例如：電子儀器（electric meter），並將該儀器連上電腦螢幕，可供患者看到自己體溫的高低、血壓的升降、呼吸的頻率、皮膚阻力的增減，配合肌肉鬆弛法、呼吸放鬆法，來練習自我控制，達到目標狀態；另一方面儀器也可記錄患者生理數據，作量化的分析，看看「聽音樂是否可助病患達到放鬆的目的」。其重點放在聽音樂前、中、後的生理數據紀錄，或者是聆聽之後的非音樂性質介入技巧，這樣的方式有別於其他傳統治療方式，並以先進人性化醫療設備，令人新鮮，躍躍欲試，也確實有人覺得因聆聽某音樂後，心理與生理均有變化改善，但這是否就是「音樂醫療」？或者就是「音樂治療」？是否就可以宣稱「某音樂」有「治療頭痛、抑鬱……」的效果？這就要看這樣的說法與研究，主要目的在生理短期的改變，還是深究問題癥結——是大腦神經傳遞物質作祟？生活思考應對模式僵化所致？還是累積性情感不適當處理導致？我們明白：感覺是重要的，但從「覺得」獲到改善，到「真實」獲得改善，「真正」獲得治癒，這中間有相當距離，需要長時間驗證。以上使用音樂的方式，常出現在一般醫療研究、諮商團體、心理成長團體、商業產品／健康用品促銷……等活動中，這是對音樂更廣泛的利用，也可能對接受者有某程度不等的幫助。但從另一角度想想，音樂的要素很多，是全曲曲風影響個案？還是音樂的旋律？節奏？力度？和聲進行？以上，若單就音樂本身的各項要素分析（暫不論治療者的施用方法、個案不同的身心狀態），變數就很大，更何況接收音樂的感受是很主觀

兒童音樂治療

的，甲先生與乙小姐即使是同一症狀，聽音樂的感受與改變，也不盡相同；而甲先生上一次聽與這一次聆聽同一首音樂，所產生的感受、想法、話語，也會不一樣。現階段各界提供的相關音樂醫療，有參差不齊的內容、界定不一的說法與炫目的進行方式等現象，令人疑慮；這是否即是音樂醫療或音樂治療的全貌，極待大眾更多的深入了解、判斷與專業間相互的砥礪、推進、檢試。

另外，美國天普大學（Temple University）著名的資深音樂治療師Cheryl Dileo博士，在其編著的《音樂治療與醫療─理論與臨床應用（*Music Therapy and Medicine—Theoretical and Clinical Application*）》的首頁文章內容中，對於音樂治療與音樂醫療也提出她的見解。她認為音樂醫療主要是以被動接受性聆聽已經準備好的錄製性音樂（音樂可以在事前由醫護人員或病人本身挑選），特別是被醫療人員，如醫師、護士、牙醫、協助健康專業人員（但非音樂治療師），在多種不同醫療方式或情境下使用。相關人員將音樂當作其中一種輔助附屬性治療方式之一，多半以播放音樂進行；通常針對手術前、生產前、燒燙傷病房……等病患之壓力、不安、疼痛，提供非藥物之安撫介入治療。而其所包含的音樂非常廣泛，從不同音樂風格形式、低頻率聲響、到創作子宮內的聲音，各式各樣的音樂均被嘗試使用。在使用這方面的音樂方法，也有相關文獻研究報告此類音樂醫療對病人的不同影響。至於音樂治療，Cheryl Dileo博士闡明音樂治療中的治療師與病人關係，全部建立在音樂關係上，如接受性音樂關係、即興音樂關係、娛樂音樂關係、活動性音樂關係、綜合藝

59

第一章　什麼是音樂治療？

術性關係、創作音樂關係（Dileo, 1999）；也就是在音樂治療中趨進病患時，永遠含括治療過程、音樂治療師，以及透過音樂與音樂關係過程所發展建立的關係。她同時也認為：音樂治療扮演兩種角色，其一在病人接受醫療相關治療時，透過上述的任何一種適合病患特性的音樂關係，支持陪伴讓病人安心、順利的經歷治療過程（手術、生產、化療、拔牙、看診、注射……），增加其他醫療人員施行病患主要治療方式時的流暢，降低或減少病患引起做治療時的恐懼、不安、排斥……的負面情緒；另一角色則是：音樂治療也是醫療項目之一，如復健治療、精神治療……等主要的分支治療，同於物理治療、職能治療、語言治療、心理治療……。

　　進行音樂治療技巧大致分為病患的主動性傳達音樂活動與被動接受聆聽性音樂活動；前者即是音樂治療師和病患進行現場互動的操作式音樂活動，病患施行較多敲、唱、彈……等主動音樂傳達活動，因為病患表達出的音樂，代表其現行身心功能，音樂治療師給予功能性的樂器操作，以幫助病患由現階段身心功能，進步到下一階段身心功能，例如原本病患身體僵硬、低頭不語狀態，經律動、樂器觸摸現場練習操作，開始短暫肢體移動，逐漸進展到四肢協調，甚至到藉由律動、樂器敲打，平順且較完整時間長度，表達本身情緒／情感。而後者，即是以錄製性音樂播放、現場彈奏式聆聽音樂為主，病患多以全程被動聆聽、聆聽後談話、或者是談話與聆聽多次交替方式進行，較不作操作式音樂活動。

　　值得提醒的一點是，當音樂治療在使用相似於音樂醫療的被動

兒童音樂治療

性音樂聆聽技巧時，重點在於以個案全程音樂性質活動經歷的感知過程為主；音樂與個案並駕齊驅，同一時間、對等份量，均視為操作進行重點；這如同兩人對等交流，音樂治療師從旁牽引、適度調整兩者音樂活動性質互動關係，而兩者互動關係可以是病患與音樂本身、病患與治療師、病患的音樂與音樂治療師的音樂。因此音樂治療師需判別音樂的哪一種特性，可能引導個案意念，引現問題癥結，觸發病患自覺，由內而外尋求助力，促成內在改善問題的泉源力量；或者由音樂治療師判斷是以何種音樂呈現、支持、護衛或象徵現階段個案情緒／情感狀態。重點放在聆聽音樂中間過程，或之後衍生出來的相關行為、想法與感受，以及全程音樂活動中音樂性提示；音樂治療技巧之一的邦妮引導意象音樂法，即屬此類。

　　進行「音樂治療」，並不只是著重單項「聽」的活動，它可在一個三至六個月的療程內，從頭至尾都進行「聆聽」，但這被視為「被動式接收」的音樂活動，適合願意、或可以順暢表達自己意願想法、偏向成人且有口語能力的個案，施行對象也只是眾多身心障礙人口的一部分而已；而「主動式傳達」的音樂治療活動，包括敲打樂器、歌唱、肢體活動……，可使不願意、無法順暢表達自己意願想法的個案，例如：重度精神病患、中風失語症、選擇性緘默症、自閉症、發展障礙……等類別較廣泛的身心障礙者適用。透過病患因為「音樂」，主動以自己障礙肢體、障礙語音、缺陷心智，參與全程動態的音樂活動，其身心問題藉由自己所「製造」的音樂傳達出去，試圖溝通、掙脫，在過程中得以自我覺察、自我調整，

61

或音樂治療師介入重新建構自我及情感模式、學習模式，以改善日常生活相關功能，而音樂治療師提供音樂最大的使用範圍、進行方式、多類樂器、不同音樂經驗，不斷提供豐富又多種選擇性的音樂活動，這才是音樂治療的重點，也是音樂治療所強調音樂全部活動過程之「質化」、「人與音樂」和「人與人」關係改變，因而達到治療目的。

至於音樂治療的研究，筆者認為，比較音樂醫療研究進行某一首、某一種或某一段音樂對人的情緒、生理影響時，除了需就病患在精神心靈的需求提供質化的治療內在生成力量，同時也需就音樂要素的選用、施行與分析進行研究。以音樂治療師對音樂學習的深度，可以精準、清楚、確切的提出音樂治療是因音樂要素中的某種節奏型態，刺激改變中風病患步態，或是音樂要素中的某項音程、音域刺激失語症的病患，誘導其發出聲音或語音連結的成功。另外，強調將音樂質化的施行與精細量化的分析，在音樂治療進行時並不衝突，具有挑戰的是技術性問題、重點問題釐清與治療的重心。

Spintge教授認為，現今的音樂醫療與音樂治療必須以各自特殊的力量結合，以主觀、客觀的數據等記錄，來增強兩者在醫療界的聲譽，且在醫學治療過程中，真正加惠於病患。筆者認為，無論如何，音樂被現代醫療再一次的重新認識、界定、使用，引發更多的相關領域專業人才的興趣，投入研究、分類、整合，這無非是希望人在身、心生病時，可以得到除藥物以外，也能獲得更均衡、適切、有選擇性的醫療治療介入方式，達到真正服務病患目的，不僅

兒童音樂治療

治病、治心，也治人。

● 音樂特殊教育（special education in music）是指施
行者提供同於一般人的音樂課程，但施行在身心
障礙者的技藝性音樂教育。
● 醫療音樂（music in medicine）泛指各式各樣在醫
療界使用的音樂或音樂相關方法。
● 音樂醫療（MusicMedicine）是一種多面向且跨領
域，包括數學、肢體、生理、醫學、心理、音樂
學、音樂治療性方法的科學評鑑。
● 音樂治療（music therapy）強調在聽知覺相關音樂
活動方式過程中，經歷主動性、被動性音樂經
驗，改善症狀、功能與學習之適當音樂要素應用
的治療方法。

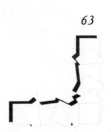

第一章　什麼是音樂治療？

♫ 本章延伸研討議題 ♫

1.寫出自己對「音樂」的定義，對自己具有娛樂性質的音樂活動為何？以及影響自己最深的一件音樂事件。
2.台灣阿美族的宗教信仰和祭祀儀禮中也有巫師制度；其職權分為三類：(1)替人治病；(2)祭儀中擔任祭司；(3)受戒養身。試比較台灣阿美族巫師施法時的音樂，與非洲巫師曲、印度 raga 曲的差異。
3.練習音樂的使用：試比較施行在音樂特殊教育、醫療音樂以及音樂治療的不同。

參考文獻

中文部分

李邁著（民72）。**中國歷代音樂家**。台北：星光。

汪彥青等合著（民91）。**音樂治療**。台北：先知文化。

林珍如等譯（民88）。**莫札特效應——音樂身心靈療法**。台北：先覺。

高惠宗著（民89）。「調性音樂、無調音、音組理論與電腦音樂的關聯性」論文集於羅基敏主編之**彈音論樂**。台北：高談文化。

崔蓮華編譯（民86）。**人體解剖學**。台北：人類文化。

康謳主編（民69）。**大陸音樂辭典**。台北：大陸書局。

新井康允著（民87）。**腦的構造**。台北：聯廣圖書。

潘皇龍譯（民67）。**音樂的結構與風格**。台北：大陸書局。

兒童音樂治療

劉志明著（民 70）。**曲式學**。台北：大陸書局。

龔鎮雄等著（民 84）。**音樂中的物理**。台北：牛頓。

欒珊瑚發行（民 88）。**悅音**，第 11、12、13、24 期。台北：中華民
國應用音樂推廣協會。

英文部分

Armenian, H. K. et al. (2002). Loss as a determinant of PTSD in a cohort of
adult survivor of the 1988 earthquake in Armenia; implications for pol-
icy. *ACTA Psychiatrica Scandinavica,* 102, p.58-64.

Baker, F. A. (2000). Modifying the melodic intonation therapy program for
adults with severe non-fluent aphasia. *Music Therapy Perspectives.* 18
(2), p.110-114, Maryland: American Music Therapy Association, Inc.

Bowsher, J. M. (1975). Chapter 4 Pitch. *Alexander Wood's The Physics of
Music.* p.42-55. New York: Greenwood Publishing Group.

Davis, W. B. et al. (1992). Music therapy: an historical perspective. *An Introduc-
tion to Music Therapy.* p.16-30. New York: McGraw-Hill Book Company.

Deleo, C. (1999) Introduction to music therapy and medicine: definitions,
theoretical orientations and level of practice, In Deleo, C (Ed.), *Music
Therapy and Medicine: Theoretical and Clinical Application.* p.1-10.
Maryland: American Music Therapy Association, Inc.

Elkins, A. K. (2003). *AMTA Member Sourcebook 2003*. p.203-222. Maryl-
and: American Music Therapy Association, Inc.

第一章　什麼是音樂治療？

Eun-Mi E. K. (2002). Effect of rhythmic auditory stimulation on gait performance in children with spastic cerebral palsy. Unpublished master's thesis, Kansas University.

Gardner, H. (1983). What is an intelligence? *Frames of Mind*, p.59-70. New York: Basic Books.

Gardner, H. (1991). The seven intelligence. *The Unschooled Mind--how children think & how schools should teach*, p.12. New York: Basic Books.

Gardner, H. (1999). Are there additional intelligences? *Intelligence Reframed*, p.47-78. New York: Basic Books.

Gaston, E. T. (1968). Man and music. *Music in Therapy*. p.7-29. New York: MacMillan.

Grout, D. J. (1973). Medieval musical theory and practice. *A History of Western Music.* p.55. New York: W. W. Norton & Company, Inc.

Halsey, W. D. (1985). *Colliers Encyclopedia*. 9, p.642. London: Routledge.

Halsey, W. D. (1985). *Colliers Encyclopedia*. 11, p.740. London: Routledge.

Hadsell, N A. (1993). Levels of External Structure in Music Therapy. *Music Therapy Perspectives*. 11(2), p.61-65. Maryland: American Music Therapy Association, Inc.

Maranto C. D. (1993). Music therapy and stress management. In Lehrer, P. M. & Woolfolk R. L. (Ed.), *Principles and Practice of Stress Management,* 2nd edition, p.407-442. New York: Guliford Press.

Mark, S. (1998). How a specific learning difficulty is diagnosed. *Dyslexia and Other*

兒童音樂治療

Learning Difficulties the Facts. p.11. London: Oxford University Press.

Master, M., Stecker, N., & Katz, J. (1998). Is auditory integration training an effective treatment for children with central auditory processing disorders. *Central Auditory Processing Disorders: Mostly Management.* p. 151-173. Allyn and Bacon.

McIntosh, G. C. et al. (1996). Rhythmic auditory stimulation as entrainment and therapy technique in gait of stroke and Parkinson's disease patients. In R. Pratt & R. Spintge (Eds.), *Music Medicine: 2*, p.145-152. St. Louis, MO: MMB Music.

Meadows, A. (2002). Distinctions between the Bonny Method of Guided Imagery and Music(BMGIM) and other Imagery Techniques. In K. E. Bruscia et al. (eds.), *Guided Imagery and Music: The Bonny Method and Beyond.* p.37-62. St. Louis: MMB Music.

Michel, D. E. (1985). The Field of Music Therapy. *Music Therapy*. p.3-10. Springfield, IL: C. C. Thomas.

Peters, J. S. (1987) A Historical Overview of the Use of Music to Promote Health. *Music Therapy*, p.28. Springfield, IL: C. C Thomas.

Radocy, R. E., & Boyle, J. D. (1988). Music: A Phenomenon of Man, Society, and Culture. *Psychological Foundations of Music Behavior.* p.14. Springfield, IL: C. C Thomas.

Reck, D. B. Titon, J. T. (1992). India / South India. In Titon, J. T. (Ed.), *World of Music*. p.209-264. New York: Schirmer Books.

第一章　什麼是音樂治療？

Rice, R.R. et al. (1995). The effect of a home based gait training program for Parkinson's disease patients using rhythmic auditory stimulation. Proceedings of the 12th International Congress of the World Federation for Physical Therapy. p.768.

Sear, W. W. (1968). Processes in music therapy. In E.T. Gaston (Ed.), *Music in Therapy.* p.33. New York: Macmillan.

Spark, R. W. et al. (1976). Method: melodic intonation therapy for aphasia, *Journal of Speech and Hearing Disorders,* 41, p.287-297.

Spintge, R. (1999). MusicMedicine: applications, standards, and definitions. In Pratt, R. R. & Grocke, D. E. (Ed.), *MusicMedicine 3—MusicMedicine and Music Therapy: Expanding Horizons.* p.3-11. Australia: The University of Melbourne.

Taylor, D. (2001). Prologue: perspectives on music as therapy. *Biomedical Foundations of Music as Therapy.* p.1-15. St. Louis, Mo.: MMB Music.

Titon, J.T. (2001). *India music, Worlds of Music: An Introduction to the music of the world's people.* p.98-116. Schrimer Books.

Thaut, M. H. (1989a). Physiological responses to musical stimuli. In R. Umkefer (Ed.), *Music therapy in the treatment of adults with mental disorders.* p.134-154. New York: Schirmer Books.

Wheeler, B. L. (1983). A psychotherapeutic classification of music therapy practices. *Music Therapy Perspectives*, 1(2), p.8-12. Maryland: American Music Therapy Association, Inc.

兒童音樂治療

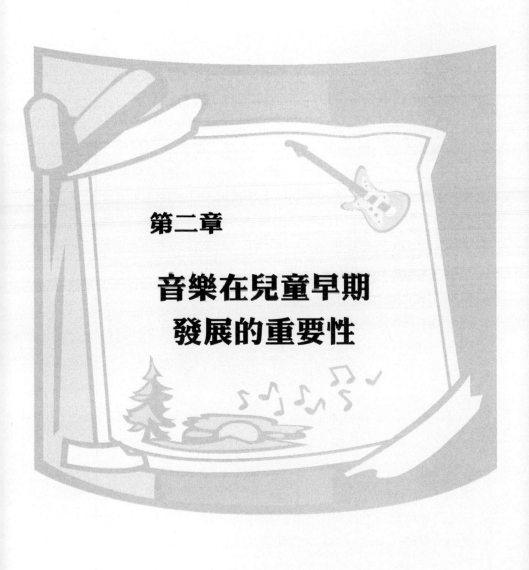

第二章

音樂在兒童早期
發展的重要性

第一節
聽覺發展

　　聲音，是一種在有彈性媒介物裡的振動或是機械性干擾的波動，它是人類經由聽覺器官、聽覺中樞系統所感受到的波動之總稱。聲音透過不同密度、壓力……等媒介物，來回振動產生聲波；聲音也依物體、空氣、水不同的媒介傳導，使我們聽到的聲波也不一樣。例如：我們要知道火車來了沒？最直接的方式就是將耳朵貼在鐵軌上聽；在水中游泳時就聽不太清楚水面上人們的說話。在我們日常生活中，有的聲波人的耳朵可以聽得見，有的聲波人的耳朵聽不見。就像高於20,000 Hz（指一秒鐘的振動次數）以上的聲音、低於27.5Hz以下（表2-1）的聲波如直立三號琴鋼琴最左邊的一個鍵盤音，耳朵是無法產生聽覺作用（林崇德，民84）。當然這也有個別差異存在。

　　一般人們可聽到的聲音，分為言語（speech）、音樂（music）與噪音（noise）（Halsey, 1985）。言語指的是利用音聲符號（voice signal）表達思想的過程，包含眾多語言（language）表達方式，例如說（spoken）的語言、寫的語言、手比動作的語言、身體語言……等（蕭自佑，民88）。我們聽到的言語聲音，就是人說話時所發出的音聲（voice）；有人因發聲使力不當，音質粗劣，也有人因

兒童音樂治療

表 2-1

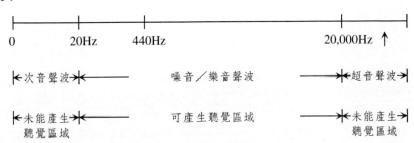

音聲頻率過高，尖銳刺耳，兩者聽起來均令人覺得不舒服，感覺很吵。音樂的聲音基本上是一種樂音，它振動的波形是規則、週期性、有一定音調，而現代音樂聽起來不一定悅耳的音樂，強調有其聲響目的，雖然不是呈現一定音調，但亦視為音樂；至於工廠磨鐵機、鑽洞機所產生的聲音則屬於噪音，它的振動波形是不規則、非週期性、沒有一定音調。慢性噪音會影響聽力，有時也會影響聽知覺能力，會造成焦躁、不安、易怒等心理上的影響。圖2-1說明了在聽方面的言語和音樂的界線，音樂涵蓋的範圍要比言語大，因此訓練聽言語或訓練聽的能力之前，訓練聽音樂的聲音，也是不能忽視的訓練。

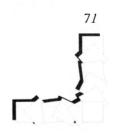

第二章　音樂在兒童早期發展的重要性

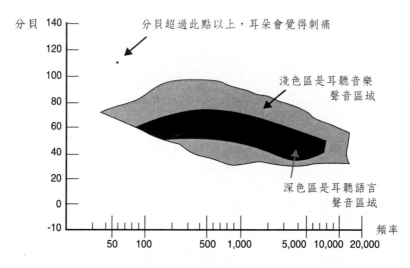

分貝 140 ── 分貝超過此點以上，耳朵會覺得刺痛

120

100

淺色區是耳聽音樂
聲音區域

80

60

40

20

0

深色區是耳聽語言
聲音區域

-10

50 100   500 1,000   5,000 10,000 20,000   頻率

圖2-1耳朵聽音樂與語言聲音的接收感知區域

圖參考自 Halsey, W. D. (1985). *Collier's Encyclopedia. (11)*, p.740.

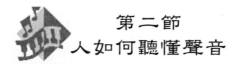

第 二 節
人 如 何 聽 懂 聲 音

　　人的耳朵用來接收聲音訊息，發揮聽的功用；然而「聽」到了
什麼呢？「聽」是內在世界經由任何感覺，為有目的的整合，向外
延伸擴展的動作。聽的目的有（Halsey, 1985）：(1)指出音源方向，
例如：前、後、左、右；(2)認識所指出的音源及內容，例如：狗、

兒童音樂治療

汽車、音樂、說話；(3) 在環境中，藉由回音、餘韻獲得訊息傳予大腦處理，例如：教室、海邊、演奏廳、空曠原野。而聽的作用是什麼呢？它是接收外界訊息，而這訊息指的是「聲音」，也就是前一節文章提到的言語、音樂與噪音。

又人體器官中，耳朵與聲音關係最密切，聲音經過傳送到接收物——耳朵，也就是由外往內通過外耳、中耳、內耳（圖2-4）的聽覺器官後，轉換成神經脈衝，繼續往上進入中樞神經系統，我們因而感受到聲音的存

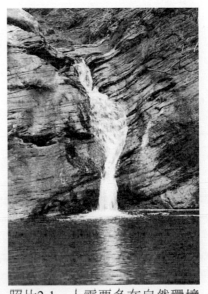

照片2-1　人需要多在自然環境中聆聽聲音、認識聲音、感受聲音。

在。但進一步問，是左耳或右耳，哪一邊的耳朵較有優勢接收聲音訊息？相信很多人從來沒有想過這個問題，只要耳朵聽力沒問題，聽知覺不被提及，我們就一直生活在極少被特別強調的聲音裡，不斷在其中接收訊息、理解訊息以及傳達訊息。一旦耳朵聽功能出了問題，接收訊息就不完整；聲音訊息經過神經脈動傳輸的聽覺路徑出了問題，理解訊息就錯亂、模糊、偏差；說話機制出了問題，想要透過口語傳達的訊息就無法清楚完全地表達。因此，我們從

第二章　音樂在兒童早期發展的重要性

「聽」到「聽到」，再到「聽懂」，最後做個「嗯！知道了。」的口語表達，是一個多麼連續複雜的重要機制。

●聽的目的（Halsey, 1985）：

1. 指出音源方向。

2. 認識所指出的音源及內容。

3. 在環境中，藉由回音、餘韻獲得訊息傳予大腦
   處理。

　　要回答上述問題，「是左耳或右耳哪一邊較有優勢接收聲音訊息？」之前，要先稍微知道大腦的大概結構。大腦分左、右兩半腦（圖2-2）；左半腦管右邊的肢體功能，右半腦管左邊的肢體功能。而通常以天生右撇子來說，其左半腦掌管語言表達功能的布羅卡區（Broca's area）與語言接收功能的渥尼克區（Wernicke's area，圖2-3），右耳接受聲音訊息，相較於左耳的接收訊息效果可能比較完整，因大腦的聽覺區是不對稱的，如大腦負責處理聽覺的顳葉區（temporal lobe），位於大腦內近兩耳處，其右邊的顳平面（the planum temporal）比左邊大；而右邊的主要聽覺皮質顳橫回（Hesch's gyrus）也比左邊大（Bellis, 1996）。如果聽力沒問題，聲音經複雜的傳導路境無誤，則聽功能就能正常運作；也就是我們聽得到

兒童音樂治療

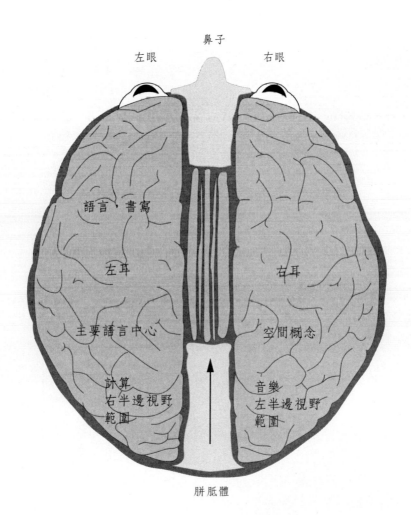

圖2-2　左右兩半腦功能區域

參考自 Fox, S. I.（1993）所著之《人體生理學》（*Human Physiology*）圖 8-10，p.174。

第二章　音樂在兒童早期發展的重要性

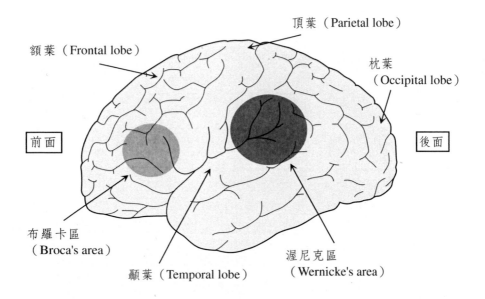

頂葉（Parietal lobe）

額葉（Frontal lobe）

枕葉
（Occipital lobe）

前面

後面

布羅卡區
（Broca's area）

顳葉（Temporal lobe）

渥尼克區
（Wernicke's area）

圖2-3　大腦主要四個結構區域以及語言接收（渥尼克區）
與語言表達（布羅卡區）兩區

參考自 Fox, S. I. 所著之《人體生理學》（*Human Physiology*）圖 8-11，p175。

聲音、分辨出聲音不同……。因此針對左半腦掌管語言處理機制的聽覺處理異常之個案，在其右耳方向給予口語指令，其接收效果可能較佳；若是給予音樂聽音訓練，雙耳仍需並重。

　　而大致的聽覺系統運作是聲音透過人的外耳，負責接收聲波，經外聽道往內送，以鼓膜與中耳相隔，但有時耳垢太多，也會影響接收聲波的功能。聲波到中耳後，撞擊鼓室之鼓膜，開始振動；振

兒童音樂治療

動傳經一般俗稱的三小骨——錘骨（hammer）、砧骨（anvil）、鐙骨（stirrup），繼續將來自鼓膜的振動往內耳送。振動傳到充滿液體且表面有千萬個微小毛細胞（hairs cell）的內耳耳蝸（cochlea），它專門負責聽覺，振動使毛細胞移動，而毛細胞將聲波轉為神經訊息，經聽覺路徑上傳；大腦整合其他相關訊息、經驗、感

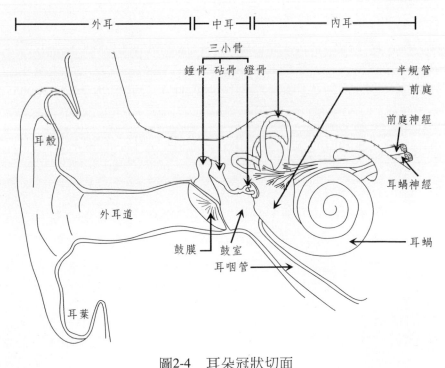

圖2-4　耳朵冠狀切面

參考圖來自《人體解剖學——圖解與綱要》p.333，圖 11-15。

第二章　音樂在兒童早期發展的重要性

覺，解譯這聲音，解譯後再整合相關執行功能，對此聲音訊息作出回應。另外，內耳除了耳蝸，還有負責平衡感覺的器官，分別是卵形囊、球形囊、三半規管。卵形囊和球形囊負責前庭平衡，三半規管則負責感覺身體的迴轉。

　　雙耳接收到外界聲音訊息後，經外耳、中耳至內耳，而中樞聽覺路徑也就是從內耳柯蒂器官（the organ of Corti）至聽覺皮質（auditory cortex）之間，傳導各種不同聽感覺的神經脈衝之路徑（Anthony J., et al. 1999），進一步說就是聲波傳至內耳耳蝸柯蒂器官的兩萬多個感覺毛細胞，聲波轉為神經脈衝訊息後開始，以同一側邊往上傳遞，經腦幹部分的耳蝸神經核（cochlear nuclei, CN）、上橄欖複合體（super olive complex, SOC）、側蹄系（lateral lemniscus, LL）、下丘（inferior colliculus, IC）、內膝狀體（medial geniculate body, MGB），一直到顳葉區聽覺皮質（auditory cortex, AC）（圖2-5）。另外神經脈衝訊息也以對側傳遞方式，分別在右（左）腹側耳蝸神經核處，對側傳遞到左（右）邊的上橄欖複合體；右（左）背側耳蝸神經核處，對側傳遞到左（右）邊的上橄欖複合體；而在左右下丘部分，也相互對面傳遞神經訊息（Bellis, 1996）（表2-2）。聽覺傳導路徑中，任何一處神經傳導異常，在臨床上就可能表現聽覺功能學習上的障礙，如：有聽沒懂、聽辨困難（尤其子音）、易受聲音干擾而分心……。

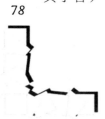

兒童音樂治療

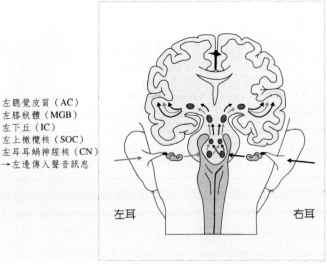

左聽覺皮質（AC）
左膝狀體（MGB）
左下丘（IC）
左上橄欖核（SOC）
左耳耳蝸神經核（CN）
→左邊傳入聲音訊息

右聽覺皮質（AC）
右膝狀體（MGB）
右下丘（IC）
右上橄欖核（SOC）
右耳耳蝸神經核（CN）
←右邊傳入聲音訊息

左耳　　　　右耳

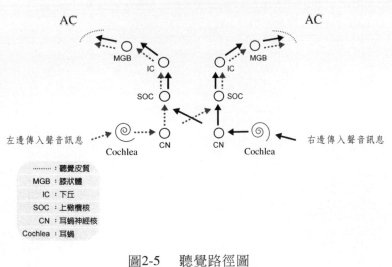

AC　　　　　　　　　　　AC

MGB　　　　　　　　　　MGB
　　IC　　　　　　IC
SOC　　　　　SOC
左邊傳入聲音訊息　　　　　　　　　　右邊傳入聲音訊息
Cochlea　　CN　　CN　　Cochlea

......：聽覺皮質
MGB：膝狀體
IC：下丘
SOC：上橄欖核
CN：耳蝸神經核
Cochlea：耳蝸

圖2-5　　聽覺路徑圖

第二章　　音樂在兒童早期發展的重要性

表 2-2　聲波轉為神經脈衝訊息後往上傳遞之中樞聽覺路徑略表

腦　　部			解剖位置	
左半腦	胼胝體	右半腦		大腦
聽覺皮質（AC）		聽覺皮質（AC）	顳葉區	
內膝狀體（MGB）		內膝狀體（MGB）	中腦（視丘處）	
下丘（IC）		下丘（IC）	中腦	
側蹄系（LL）		側蹄系（LL）	橋腦	腦幹
上橄欖複合體（SOC）		上橄欖複合體（SOC）	橋腦	
耳蝸神經核（CN）		耳蝸神經核（CN）	橋腦延腦	
腹側耳蝸神經核（VCN）／背側耳蝸神經核（DCN）		背側耳蝸神經核（DCN）／腹側耳蝸神經核（DCN）		
左耳聲波訊息（外耳、中耳）／（內耳：轉為神經脈衝）		（內耳：轉為神經脈衝）／右耳聲波訊息（外耳、中耳）		

製表：張乃文（2003.4）

註：聲波轉為神經脈衝訊息後，同側往上傳遞，在耳蝸神經核（cochlear nuclei, CN）分兩處—背側耳蝸神經核（dorsal cochlear nuclei, DCN）與腹側耳蝸神經核（ventral cochlear nuclei, VCN）出發上傳（呂宗謙編譯，民 88）。

兒童音樂治療

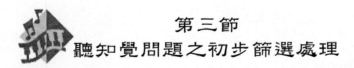

第三節
聽知覺問題之初步篩選處理

　　一般聽能機制可分周邊聽能機制（peripheral hearing mechanism）與中樞聽覺機制（central auditory mechanism）；前者又分以⑴外耳、中耳為主的傳導性機制，如果功能有異，則為傳導性（聽力）喪失，⑵內耳與聽耳神經為主的感覺性（sensorienal）機制，如果功能有異，則為感覺性（聽力）喪失。⑴與⑵功能有異又可稱混合性（聽力）喪失。而後者以中樞聽覺路徑（central auditary pathway）為主的中樞聽覺機制，如果功能有異，則為中樞聽覺疾患（central auditory disorder）。兒童障礙問題中的聽力問題與聽知覺問題，都與「聽」有關係；耳垢、感染、中耳炎（註一）、遺傳、基因、藥物、頭部受傷，都會造成單耳或雙耳的聽力障礙（hearing loss）。聽力問題可至耳鼻喉科，做相關聽力檢查，經醫師評估診斷後，可配帶助聽器或經手術安裝人工電子耳；但如果發現兒童有發音不清、有聽沒懂、叫他名字不回應或少回應，尤其在音樂活動時聽記力弱、聽唱力弱、聽唸力弱、聽敲力弱、聽辨音高弱但聽辨音色可／佳、反應慢半拍但肢體律動跟得上速度，就要懷疑可能是聽知覺問題，較屬神經性問題，必須先過濾確定不是聽力問題，排除周圍神經聽力障礙問題後，再依中樞聽覺三種主要過程，分別是雙

81

耳聆聽（dichotic listening）、速度過程（temporal processing）、雙耳互動（binaural interaction）（Bellis, 1996），轉介作中樞聽覺相關測驗，例如：(1)雙耳異訊測驗（dichotic listening）──雙耳同時聽不相同的刺激；(2)時間（速度）測驗──與言語以及音樂接收之時間相關的聲音符號時間提示測驗；以及(3)單／雙耳互動測驗──包括耳外（內）辨音、噪音背景下的聲音偵測……等（Master, et al., 1998）。但因不同測驗涵蓋聽知覺某一部分的結果，並未能完整知道其他部分的聽知覺問題，因此目前較傾向以做聽覺電生理測驗來篩選中樞聽覺異常現象，如下列：

・純音聽力檢查（Pure Tone Audiometry, PTA）──簡單篩檢有無傳導性／神經性聽力障礙。

・聽阻力檢查（Impedance Audiometer）──檢查中耳積水、歐氏管阻塞、鐙骨反應是否正常。

・聽性腦幹反應（Auditory Brainstem Response, ABR）──檢查耳神經從內耳到腦幹聽覺路徑何處病變。聲音刺激在零至十毫秒（0-10 msec.）這一段時間的反應，屬於外生電位，也就是對外在事件發生反應。如果波I（代表聽神經動作電位）、波III（代表上橄欖複合體，SOC）、波V（代表側蹄系，LL）不出現或延遲，即表示所代表的位置可能有病變。

・中潛位反應（The Middle Latency Response, MLR）──聲音刺激在十至九十毫秒（10-90 msec.）這段時間的反應，屬於外生電位，也就是對外在的事件發生反應。如果波Na（代表中腦下丘，I

兒童音樂治療

C）、波Pa（代表內膝狀體，MGB ）、波Pb（代表視丘，thalamus）以後續波之顳葉（temporal lobe）視丘皮質投射（thalamocortical projections）不出現或延遲，即表示所代表的位置可能有病變。

・後喚電位（The Late Evoke Potentials, LEP）——屬內生電位，也就是（大腦內部）對注意到刺激而生成內在事件發生反應；聲音刺激在九十至三百毫秒（90-300 msec.）這一段，N1波（100 msec.）與N2波（200 msec.）在人是清醒但被動狀態下，以聲調或咯的聲音誘發而生，例如語言聲音、身體感覺刺激，均可誘發出N1波及N2波。波P3（300 msec.，又稱P300），則須在人意識注意到並分辨刺激聲的異狀情況下誘出電位。主要測聽覺皮質（auditory cortex）與邊緣系統（limbic system）對刺激之反應電位。N1波及N2波不出現

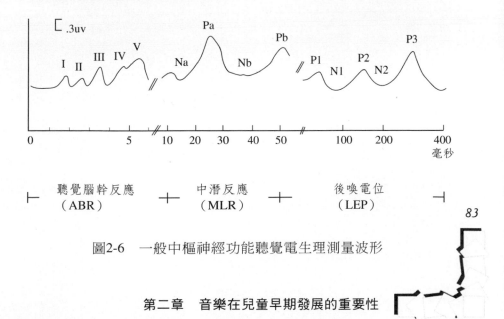

圖2-6　一般中樞神經功能聽覺電生理測量波形

第二章　音樂在兒童早期發展的重要性

或延遲，即表示所代表的位置可能有病變。因青春期以後，N1波及N2波這段電位反應才完全成熟，而P3波則更晚（圖2-6）。

　　以上相關複雜的測驗，目的是找出聽覺傳導路徑中，究竟是哪裡出問題。但即使找到問題源頭，因目前尚無藥物，多數治療仍以聽覺訓練為主，而目前大多為偏向語音的聽覺訓練，僅有少數研究者提出音樂治療的聽覺訓練。

　　為何會發生聽知覺問題？這是發展過程中的神經性問題（表2-3）。在聽覺發展初期或日後任何一環節出了問題，都會造成成長過程的聽知覺某一項目或多項異常。至於如何預防？孕婦盡量在懷孕初期、胎兒神經管線極速發展時，盡量少服成藥、飲用酒精或嗑藥……等。嬰兒出生後避免長期暴露在慢性噪音下。若是遺傳基因問題，更無法預防，只能靠早期發現，早期治療。至於聽知覺的音樂治療如何進行，在第三章第四節中的兒童音樂治療應用於各障礙類別之原則單元之四：音樂治療與聽覺訊息處理異常，有清楚的介紹。

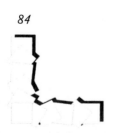

兒童音樂治療

表 2-3　聽神經發展在妊娠週數的不同階段

妊娠週數	聽神經發展
第 15-16 天	受精卵多次細胞分裂，開始形成三個胚層，分別是： 外胚層（之後發展為皮膚／神經／感覺系統） 中胚層（之後發展為骨骼／循環／再生系統） 內胚層（之後發展為消化／呼吸系統）
第 20 天	粗厚聽基板（Otic placodes）出現，在後腦（hindbrain）區形成
第 5 週	聽囊（Otocyst）分開成二葉（lobes），將發展成器官的「聽」與「平衡」
第 6 週	耳蝸神經節細胞開始向腦幹移位
第 7 週	耳蝸神經出現並開始分離
⋮	⋮
第 20 週	內耳（較外／中耳早）呈現，像成人的結構與大小
第 30 週	腦幹聽覺路徑完成，可測得聽性腦幹反應（ABR）

參考自 Bellis, T. (1996). Neuromaturation and Neuroplasticity of the Auditory System. *Assessment and Management of Central Auditory Processing Disorder in the Educational Setting: From Practice to Practice.* p.70.

85

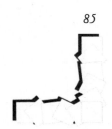

第二章　音樂在兒童早期發展的重要性

第四節
兒童早期音樂能力的發展

　　幼童的感官發展中，聽覺比視覺更早，在胎兒七個月大時就已發展完全。而出生後的嬰兒，在一歲以前，可以很容易從頭圍、身高、體重以及其動作等肢體發展，看得出成長，隨著語音的發展，到了兩歲，小女娃已較小男生更早發展出簡單句型表達意思，也會模仿周圍親人較誇張的聲調、口氣、口頭禪……，逗人喜愛。然而音樂能力的表現呢？一歲以前，因嬰兒的外表反應類別不多，但發展快速，大人若不仔細觀察，幾乎察覺不到。從表2-4嬰幼兒聲音、語音、動作階段發展表現之過程的前半段，可略知這步驟的相互關係。

　　音樂與語言一樣，都須靠耳朵的聽覺相關能力。其中最容易察覺的音樂能力是聽記能力與聽辨能力，兒童會在很小的年紀就會隨著音樂CD、錄音帶，或一聽到熟悉的音樂就表現興奮，甚至手足舞蹈。隨著年齡、身體、認知的發展，逐漸在音樂學習方面表現對音樂的敏銳、欣賞。因此音樂潛能是天生的，只是多寡不同；而音樂能力是後天可以培養的，但它與聽覺能力息息相關，也就是聽覺能力決定了兒童將來是否適合往舞台或音樂演奏事業發展，但不一定左右其往非舞台表演的其他音樂相關專業發展。因此，任何一位

兒童音樂治療

兒童都需要接受音樂教育啟蒙，這關乎語音學習、肢體／情感表達、心性發展、認知學習，這比兒童將來是否成為一位音樂演奏家，來得重要許多。至於兒童是否有音樂天份？它一如褲袋中的扁鑽，是藏不住的。

　　幼兒的音樂能力是如何發展的呢？幼兒音樂發展過程是先以聽覺感官聽到音樂，而產生感覺，再由這愉悅的感覺引發動機，想親自發現「聲音」，接下來是親自製造「聲音」，體會聲音與人、事、物、時間、空間的關係，進而對這種興趣與日俱增，而進入學習音樂技巧。因此幼兒音樂發展方式，藉著平常的喊、叫、哼，發展成唱歌能力；走、跑、跳，發展成肢體律動能力；敲、打、拍，發展成彈、奏、敲樂器能力。每個兒童因其天生遺傳因素，加上後天環境刺激，會在音樂鑑賞、唱歌能力、肢體律動能力與彈、奏、敲樂器能力上，有突出的表現。如果反應不佳，可能是生理障礙，但並不一定影響其音樂能力的發展，只要有適當的引導，任何孩子都能發揮屬於其特常的音樂能力，身心障礙者亦同。可惜一般人的觀念及注意焦點，都放在生長環境佳、條件較優的孩子身上。我們必須清楚了解到，音樂是上天賜予每個孩子的潛能，筆者主張：我們必須將音樂視為是一種全民發展教育，而不是優生教育。

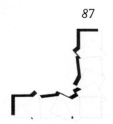

第二章　音樂在兒童早期發展的重要性

音樂是一種全民發展教育，不是優生教育。

　　既然音樂是發展教育，發展又是階段性的行為表現，就讓我們從幼童外在表現的肢體發展與聲音學習發展兩個角度，來看兒童音樂能力發展。從整體看兒童早期發展中，顯於外且容易察覺的聲音、肢體表現。從表2-4中，可比較嬰幼兒時期給予適度聽覺刺激誘導，未來可能發展的基本音樂學習能力之過程。從單項肢體表現，表2-5可比較一般幼兒，相對於智力障礙者的肢體動作發展與音樂行為表現；從單項聲音表現，列出表2-6兒童發展與聲音學習、音樂學習之關係。

　　著名兒童認知發展的學者皮亞傑（Jean Piaget），曾在他觀察幼兒行為紀錄中，指出幼兒音樂能力發展在一歲時是耳外聽辨位置及兩拍速率發展，一歲半以後可聽辨大小聲及聽辨音色（timbre），三至四歲可分辨樂曲整體速度（tempo），四至五歲可分辨時間長度（duration）長短，五歲已可分辨持續時間，六歲發展速度順序、持續時間順序，七歲至十一歲發展保持節奏規

音樂不僅是與生俱來的潛力，也是兒童打開對世界認知的金鑰匙。

兒童音樂治療

表 2-4　嬰幼兒聲音、語音、動作階段發展表現之過程

	嬰幼兒聲音／語音在 聽／唱／說發展之過程		嬰幼兒動作在 聽／動發展之過程	
聽覺	聽		聽	
↓	↓		↓	↓
聽覺刺激	隨意叫喊		四肢	軀體
↓	↓		↓	↓
聲音反應	被模仿發聲		自由拍打	自由轉動
↓	↓		↓	↓
聽能力	主動模仿發聲		被模仿拍打	被模仿轉動
	↓		↓	↓
	節奏性發聲		主動模仿拍打	主動模仿 轉動
	↓		↓	↓
	聽／唱	聽／唸	變化／交替拍打	節奏性轉動
	↓	↓	↓	↓
	接尾音發 聲、音	接句尾發字音	簡單樂器敲擊	韻律性律動
	↓	↓	↓	↓
	接唱樂句	接唸字詞	複雜樂器敲擊	創造性律動
	↓	↓	↓	↓
	聽唱全曲	聽唸全句	小肢體表達	大肢體表達
基本音樂 學習能力	耳／口 （旋律）	耳／口 （語言）	耳／身 （精細動作）	耳／身 （粗大動作）

製表：張乃文（2003）。

89

表 2-5　一般幼兒與智力障礙者肢體動作發展與音樂能力之比較

一般幼兒	智力障礙者	肢體動作	音樂能力	音樂行為表現
1 個月	極重度智障（profound mental retardation, PMR）IQ25 以下	漸舉頭	聽／音源	看、笑
3-6 個月		翻身，身體支撐下頭左右轉		
6-8 個月		坐／爬、雙手玩玩具		看、笑、抓握物體
8-10 個月		扶物站、緩移動	兩拍韻律	看、笑、哼抓握玩具樂器
12 個月		牽手／扶物走		看、笑、抓握搖敲玩具樂器、指聽音樂／特定歌曲、哼／接唱尾音
20 個月		可踢球		
2 歲		橫／倒退走、學兔子蹦跳		樂／特定歌曲，哼／接唱尾音
2-3 歲	重度智障（severe mental retardation, SMR）IQ25-39	• 雙腳一次一階，上下樓梯 • 大跑步，但轉彎重心不穩，易跌（二歲半） • 單腳站，雙腳跳 • 高位往下位跳 • 腳尖走路 • 玩的種類增加	• 聽記 • 聽哼	• 隨音樂舞動時作大肢體上下左右擺動 • 扭屁股 • 身體前後交替移動較緩慢
3-4 歲		• 踩三輪車 • 直線或粗平衡木上走直線 • 雙腳交替上下樓梯 • 單腳／腳尖站幾秒	• 聽記 • 聽唱 • 聽動	非常喜歡唱歌、喜歡重複性聽簡單固定音樂／有聲故事
4-5 歲		• 騎腳踏車 • 溜滑板／踢板球 • 上下丟球 • 試接彈跳球 • 爬高、跳、旋轉、翻筋斗，動作敏捷	• 聽記 • 聽辨強弱 • 聽辨音色 • 聽辨音高	喜歡重複性聽多樣性音樂／有聲故事、身體節奏性擺動成熟、進入律動音樂訓練
5-6 歲	中重度智障（trainable mental retardation, TMR）IQ40-54	• 穩健齊步走 • 喜歡新的動作技能 • 雙腳交替運用熟練 • 雙手有效學習扣鈕扣／繫鞋帶		雙手交替敲樂器（簡單旋律／節奏）
6 歲以上			• 聽奏	• 雙手熟練交替敲樂器（複雜旋律／節奏） • 可合奏

製表：張乃文（2000）。

兒童音樂治療

表 2-6　兒童發展與聲音學習、音樂學習之關係

兒童年齡	學習性質	聲音／語言學習	行為表現	音樂學習	行為表現
1歲以前	接受性＞表達性	・聽／音源 ・7個月聽出聲調意義，一歲聽懂語言簡單單	・哭，笑 ・ㄅ、ㄚ回應	聽音源	・安靜、哭鬧 ・喉部發聲
2-3歲	接受性≧表達性	・分辨／認知／「甚麼聲音」 ・18個月大聽懂會說10-25個字彙，三歲聽懂、會說2000個字彙／簡單句子	・隨性／互動／模仿式的大叫／哼唱／拍打／搖擺 ・1-3字節律詩詞背誦	・傾聽 ・聽記強弱 ・聽記音色 ・聽記音高 ・縱向手部操作樂器	隨性／互動／模仿／嘗試性的哼唱／敲打／操作／手足舞蹈
4-6歲	接受性＝表達性	指認音色「這是XX（聲音／高低／快慢）」	・3-5字節律詩詞背誦 ・模仿聲音成熟 ・喜嘗試編造不同聲音	・聽記 ・聽辨音色 ・聽辨音高 ・聽辨拍速 ・橫向手部操作樂器 ・簡單規則式的曲式雛型建立	・唱遊 ・可唱完整兒歌 ・部分簡單樂器操作 ・盡力伸展肢體
6歲以上	接受性≦表達性	・選擇／創造，「我會X出XX（聲音）」 ・聽懂大部分對話，有完整字彙能力，說出結構正確句子	・7字節律詩－詞背誦 ・實現編造想像性聲音	・聽記 ・聽認拍速 ・初步欣賞 ・橫向手部操作樂器 ・創作簡單旋律／歌詞	・律動 ・完整作簡單樂器表演 ・嘗試複雜樂器 ・肢體操作靈活 ・兒歌新唱 ・迅速聽認曲目

製表：張乃文（2000）。

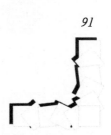

第二章　音樂在兒童早期發展的重要性

律、保持速度順序、保持持續時間。而這些不僅顯示了音樂確實是與生俱來的潛力，也是兒童打開對這世界認知的金鑰匙。

　　了解聲音的訊息、聽覺的發展、聽知覺問題和兒童早期音樂能力後，我們應知道音樂在兒童早期發展的重要性，是非常值得注意、重視與經費投資的，尤其是三歲以前，更是聽覺訓練的黃金時期，一如身心障礙兒童的早期療育一樣，「早期發現、早期治療」。一般普通幼兒音樂相關教育（並非音樂技巧教學），也要早些讓幼兒在生活中接觸，因為音樂可說是極為重要的啟發教育，不僅屬於幼兒成長發展的一部分，也是生活中重要的學習認知管道。既是如此，健全的幼兒音樂教育，應該是普及性幼兒音樂教育，而非菁英性幼兒音樂教育。因此將幼兒音樂教育審慎、專業、長遠的規劃列在幼兒教育中，不僅一般兒童、身心障礙兒童受益，就連邊緣或是隱藏性的聽知覺障礙兒童（後來可能發展為學習障礙、行為問題、情緒困擾……等普通班成績不理想的學齡兒童），也因提早接受音樂教育而受惠。如此節省的不只是後續教育經費、醫療費用……等社會成本，更是全民健全人格培養的基石，兒童成長路上抵抗、消化壓力挫折的泉源。

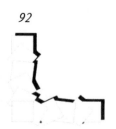
兒童音樂治療

參考文獻

中文部分

呂宗謙編譯（民88）。**功能性神經解剖學**。台北：合記。

林崇德主編（民84）。**嬰幼心理學**。台北：五南。

吳進安編著（民85）。**基礎神經學**。台北：合記。

徐淑媛等翻譯（民90）。**圖解人體解剖學手冊**。台北；合記。

崔蓮華編譯（民86）。**人體解剖學**。台北：人類文化。

梁若瑜譯（民90）。**準父母胎教經典**。台北：新手父母。

陳詠利等編譯（民88）。**病理生理學手冊**。台北：合記。

梅錦榮著（民82）。**神經心理學**。台北：桂冠。

陳勇利等編譯（民86）。**病理生理學手冊**。台北：合記。

曾啟育總編譯（民 87）。**人體解剖學——圖解與綱要**。台北：合
記。

張渝役著（民87）。**幼兒音樂教材教法**。台北：五南。

張書森編譯（民89）。**彩色圖說小兒科學**。台北：合記。

潘震澤監修（民87）。**實用生理學——基礎與臨床應用**。台北：合
記。

蕭自佑著（民88）。**音聲醫學概論**。台北：藝軒。

第二章　音樂在兒童早期發展的重要性

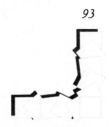

英文部分

Anthony, J., et al. (1999). *Auditory physiology*, *Anatomy and Physiology for Speech, Language, & Hearing,* p.595-614. Singular Publishing.

Ashurst, D. I. et. al. (1985) *Developmental scale of cognition*. A Foreworks Publication.

Bellis, T. (1996). Neuromaturation and neuroplasticity of the auditory system. *Assessment and Management of Central Auditory Processing Disorder in the Educational Setting: From Practice to Practice.* p.30-64. Singular Publishing.

Cacace, A. T. (1998). Central auditory processing disorder in school-aged children: a critical review. *American Speech-Language-Hearing Research*, 41, p.355-373.

Chermak, G. & Musiek, F. (1997). Conceptual and historical foundations. *General Auditory Processing Disorders: New Perspectives.* p.1-26. Singular Publishing Group, Inc.

Fox, S. I. (1993). The central nervous system. *Human Physiology*. Fourth edition. p.174-175. Wm. C. Brown Communication, Inc.

Halsey, W. D. (1985). *Colliers Encyclopedia*. 11, p.740. London: Routledge.

Halsey, W. D. (1985). *Colliers Encyclopedia*. 21, p.185. London: Routledge.

Lindsay, K.W. (1991) Clinical presentation, anatomical concepts and diagnostic approach. *Neurology and Neurosurgery Illustrated.* p. 55-89.

兒童音樂治療

Churchill Livingstone.

Master, M., Stecker, N. & Katz, J. (1998) Overview and update of central auditory processing disorder. *Central Auditory Processing Disorder.* p. 1-14. Allyn and Bacon.

Moskovitz, E. M. (1992). The effective of repetition on tempo preferences of elementary children. *Journal Research in Music Education*, *40*(3), p. 193-203.

Judith, A. J. (1991). Talking about music: interviews with disabled and non-disabled children. *Journal Research in Music Education*, *39*(4), p. 322-333.

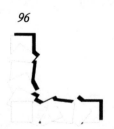 兒童音樂治療

第三章

兒童音樂治療評估、
相關治療技巧
與治療施行原則

珊珊是一位八歲重度腦性麻痺（cerebral palsy, C. P.）的小女孩，媽媽懷孕幾次都流產，好不容易保住了珊珊，卻因生產過程拖延太長，生出來時臉已發黑，醫師費了相當時間，將珊珊從死神手中奪回，但代價是珊珊從此以後就得一直靠著媽媽抱進抱出了。幼時吃多了苦、韌性堅毅的媽媽，並不在意珊珊因生產過程中缺氧導致的雙手僵硬，無法正常抓握物品，雙腳以輪椅代步的結果。不管外人異樣眼光、同情眼神，媽媽抱著能教她多少算多少的想法，盡可能上醫院做復健，自己也不斷對著珊珊說話；珊珊似乎想回答，但只要一張口，珊珊的呼吸就變得急促，面部表情扭曲，卻一個音也發不出來，挫折的她眼泛淚光，媽媽知道她又難過了。

　　媽媽覺得珊珊頭不能轉、口不能說、手不能動、腳不能走，但媽媽說什麼，她都好像了解似的。最近珊珊跟媽媽上街買東西時，常對大賣場的電子琴很感興趣，一逗留就忘情地看著它、聽著電子琴發出的聲音。媽媽猜想珊珊一定喜歡，但心想買了沒用，珊珊根本不能彈，自己也不懂什麼 Do-Re-Mi，音樂老師即使願意教，也不知從何教起。又過了一陣子，媽媽不忍珊珊的淚水，想想她從小到大，只能「看」玩具，沒「玩」過玩具，幾經打聽，輾轉找到復健科的音樂

兒童音樂治療

治療師，看看能有什麼辦法。

　　音樂治療師做了評估後發現，珊珊的聽覺敏銳度及注意力很好、聽辨音色能力也不錯，聽序力弱一些，而聽覺理解力、聽覺記憶力，約在六歲程度，另外對於旋律、節奏的反應，都能感受到四種以上的不同。以這麼肢體重度障礙的 C. P. 來說，沒有好好開發聽覺能力，很是可惜。音樂治療師計畫教珊珊一般音樂的初步樂理，因這程度符合她的認知能力，雖不能唱、不能敲、不能跳，但可以「聽」音樂、「看」音樂、學「讀」譜，雖然珊珊視覺廣度有限，教她的視覺教材要放大些，且要放在某個角度，才能讓她看得完全。媽媽說珊珊開朗多了，每週上完課，都很認真的「複習」音樂功課；媽媽說因為要幫她複習，連帶她也懂一些音樂了。

　　珊珊的程度已達到一次可區分聽辨一次一頁 A4 紙張，一行 $\frac{4}{4}$ 拍四小節，一頁六行的變化節奏，且可持續聽辨六頁，共計三十六行節奏。譜號也是高、低音譜號同時認別，也就是說珊珊已經會看五線譜，而且知道譜上的音高位置是在鋼琴的哪裡了。音樂治療師與媽媽計畫，可以向下一步邁進，也就是將珊珊在音樂治療的音樂知識性認知，與她在職能治療（請見第五章註二）做電腦認知訓練結合，開始試著往初步樂

99

第三章　兒童音樂治療評估、相關治療技巧與治療施行原則

曲創作試試（雖然電腦軟體有不少音樂知識學習遊戲，但內容設計不是很適合個別化差異大的身心障礙兒童，這方面市場需求量小，仍在開發中）。

　　進入任何一種治療，都要經過評估，兩者都是臨床治療師很重要的工作，音樂治療也不例外。評估重點不只是看個案「缺少」什麼，更是看個案還「擁有」什麼潛能未被發覺，尤其是聽覺能力。前面珊珊的例子是在音樂治療中，發現她的聽覺相關能力不錯，因此可以依其身體限制，做音樂治療項目中音樂技巧──理論方面的啟蒙，開發她的潛能。通常面對C. P.，我們都太忽略了他們的聽覺能力，以為手腳能力受限，幾乎所有能力也同時受限；有的家長，甚至少數治療師，在C. P. 做肢體復健時，為了希望C. P. 多一點反應、再多做幾次動作練習，常會拿著鈴鼓（因鐵片之故，是最多噪音的樂器），在其耳朵旁邊，大聲又無節奏性的拍打，渾然不知這對兒童的聽覺學習發展是負面的行為；又如果是在一個開放式的空間，談話聲、C. P. 練習走路的跑步機聲音、哭聲、迴聲……長期處於噪音環境下，不要說C. P. 小朋友，就算是治療師，也會因為噪音而減損聽力，更何況C. P. 兒童幾乎天天做肢體復健，天天曝露在噪音下。另外，也有家長認為先「拚」孩子的肢體能力，先學會走路再來教認知，但家長是否想過，孩子若進步不大呢？是不是就錯過了聽覺能力啟發的三歲前黃金時期。再說，兒童成長是需要多方面並重的，有障礙要盡量克服，但他還是在發展，若能早點全面性各

兒童音樂治療

項成長都嘗試適度開發後，才更容易發現孩子特長，才能「截長補短」，克服障礙。

第一節
一般音樂治療評估項目與內容

一、評估定義

　　評估是一種評算計量，可解釋個案現有能力表現及功能的工具，並提供有關個案之準確、重要的聚集和綜合資料。而評估在教育的定義是為回答有關學生障礙疑問並為做一合理、教育性決定，而觀察、收集、記錄以及解釋的資料。另一方面，評估在治療過程中，被視為是為了治療建立一基準線的計量工具、提供醫師下診斷前的調查、一種介入的評量成效，或是為未來調查，做鎖定某區域的初步篩選程序。

　　一般而言，評估類型分圈選問卷型、文字敘述型、分級量表型，評估工具內容包含有：

　　1.收集其他專業對個案的紀錄，以及他項評估結果。

　　2.與個案晤面。

　　3.正式／非正式的觀察。

　　4.正式測驗法。

101

第三章　兒童音樂治療評估、相關治療技巧與治療施行原則

另外，一般評估也要將下列因素考慮進去（Weinberg, 1975）：

1. 測試的效度（註一）與信度（註二）。
2. 個案對內容的回應。
3. 清楚且具一致架構的評估形式，也就是評估形式容易閱讀、容易對相關資料進行評測、預留意見欄、適當長度。
4. 方向標準化、清楚的個案完成項目之解釋。
5. 資料收集與治療項目相關。
6. 測試適合解釋個案群。

音樂治療評估因適用對象障礙類別差異性大、年齡層涵蓋廣泛，又極強調以個案為中心、現有相關能力為主的治療性質，若要使用一般量化、表格化的評估方式，又不適合質化的音樂治療。因此如何設計兼顧科學數據量表，又能尊重人性化品質要求的描述行為紀錄，到目前尚無統一標準化通用的音樂治療評估工具。音樂治療師必須完全視工作對象、環境、需求而定，有的評估表偏向以人為本的描述性（descriptive）及實驗性（experimental）的評估，有的評估使用量化數據量表。

使用描述性評估時，對象如：重度精神病患、中風老人、安寧病房、愛滋病患、癌症末期、燒燙傷病患、一般輔導諮商個案……等活動能力參與低、體力較弱、心理疾病的個案，適合用問卷調查方式，經詢問個案，或個案相關親友，再由個案、個案親友或音樂治療師填寫。所問的內容包括音樂喜好、是否彈奏樂器、音樂對現

兒童音樂治療

在的放鬆感受程度、簡單的勾圈數字程度，可做初步的療前療後紀錄（pre-test & post-test）（表3-1）。此外，也有是直接填寫問卷方式，大略收集個案相關音樂喜愛的訊息（表3-2）。

　　使用實驗性評估，也就是個案實地操作，以取得相關個案能力資料，適用於發展中、體力較好、有活動能力、動態活動多的個案，對象如：各類發展障礙的孩童、生理學習機制特殊的個案；內容包括肢體能力、口語能力、認知能力、社會互動、情感表達、聽覺相關能力、音樂能力、音樂行為（表3-3）。以上是音樂治療師以音樂活動進行為評估內容，其中前五項與個案或個案家長晤談時即可獲得大致資料，後三項活動需以實際、現場音樂活動來評估測得，活動後大致可知道個案是屬於哪方面的生理障礙。這三項音樂治療評估內容，富有不同於其他治療的方式，重要的是它的進行有趣、好聽、是遊戲，較不會讓個案枯坐、反覆、無聊。另一種實驗性評估，是針對嬰幼兒現在年齡，以一段時間，如三至五個月嬰幼兒依三至五個月的相關大小肢體、認知、溝通、情緒／社會性，以樂器、音樂相關行為來逐條做一百五十項現場評估。此類評估較細節化，但評量較費時（表3-4）。

二、音樂治療評估研究

　　音樂治療近代發展，也不過五十多年，相關評估量表因個案的類別不同，一直不斷的研發。在《音樂治療視角》（*Music Therapy Perspectives*）二〇〇〇年的特別音樂治療評估專刊中，整理介紹近

第三章　兒童音樂治療評估、相關治療技巧與治療施行原則

年來音樂治療的幾種評估類別，顯示了音樂治療應用之廣泛。這幾種評估類別包括（Michel, 2000）：

1. 診斷自閉症與溝通障礙孩童的音樂治療評估（A Method of Music Therapy Assessment for the Diagnosis of Autism and Communication）。

2. 老人安置照護環境的音樂治療評估（Music Therapy Assessment in the Managed Care Environment）。

3. 老人音樂治療臨床評估（Geriatric Music Therapy Clinical Assessment: Assessment of Music Skills and Related Behaviors）。

4. 創造藝術治療師的評估（Assessment in the Creative Arts Therapist: Learning From Each Other）。

5. 特殊教育發展的音樂治療臨床評估（Development of a Special Education Music Therapy Assessment Process）。

6. 科技輔具的個案評估（Technological Assistance in Client Assessment）。

　　另外，依據音樂治療評估內容深度的研究，在美國音樂治療協會（AMTA）出版的《音樂治療期刊》（*Journal of Music Therapy*）中（Wilson, 2000），一篇針對美國二十年來學校單位使用音樂治療評估的初步調查（Music Therapy Assessment in School Setting: A Preliminary Investigation），作者針對西元一九八〇至一九九七年有關

兒童音樂治療

音樂治療評估相關的六種期刊，包括《心理治療中的藝術》（the Arts in Psychotherapy）、《音樂治療期刊》（Journal of Music Therapy）、《音樂教育期刊》（Journal of Research in Music Education）、《身心障礙音樂國際協會期刊》（Journal of the International Association of Music for the Handicapped）、《音樂治療》（Music Therapy）與《音樂治療視角》（Music Therapy Perspectives）共四十一篇（其中二十篇是有評估名稱，另二十篇是為實驗研究而設計，故無評估名稱），以問卷調查方式，調查學校單位使用音樂治療評估工具之情形。在結果中，他們審閱七十七個有關肢體復健研究使用評估項目中，有五十七項（74%）是非音樂部分項目評估，另外審閱一百二十二個有關特殊教育研究使用評估項目中，有八十七項（73%）是非音樂部分項目評估。其中，非音樂部分項目評估有自我表達（self-expression, 10%）、肢體反應（motor responses, 10%）、行為反應（behavioral responses, 7%）、認知發展（cognitive development, 2%）、溝通行動（acts of communication, 2%）；音樂部分項目評估有音樂感受（music perception, 37%）、音樂才能（musical aptitude, 29%）、音樂喜好（musical preferences, 12%）、音樂活動注意力／愉悅性（attention to/enjoyment of music, 2%）。無論肢體復健研究評估以及特殊教育研究評估，非音樂部分項目評估都占了七成以上的比例。

　　從此篇調查中，我們略見美國近二十年音樂治療的非音樂評估項目設計中，重點集中在人最基本的發展——肢體、認知、情緒、

第三章　兒童音樂治療評估、相關治療技巧與治療施行原則

社交四大項目中的兩項，也就是非音樂評估項目設計中，較多在肢體與認知發展項目，較少在社會互動、情感、口語發展項目；而音樂部分評估項目，重點則放在音樂感受性、才能性與參與性，較偏向音樂相關活動，而非音樂本身的評估項目。筆者認為這提供了音樂治療未來評估發展的一個重要提示與方向，那就是未來幾年，音樂治療非音樂部分評估細項，可再劃分統一幾個重要細項，以數據性來核定，而音樂部分項目評估細項，應集中在接收音樂／聲音訊息的耳朵，也就是必須先評估聽覺相關能力，以及音樂本身多項要素的評估；從個案對音樂多項要素的行為反應，可知個案現階段各項發展已到達何種程度，也以此音樂分級項目來評量個案之進步學習情形，如此才更清楚個案的改善是因為音樂治療的何種要素介入，加上何種訓練行為技巧。因為大腦控管所有有關人的肢體、動作、行為、情緒、感官……，我們也因科學家的不斷努力，愈來愈清楚大腦控管的地區與複雜連結，因此音樂治療評估，不能只是粗略的項目勾選、描述，必須以生理部分的區分為基礎，設計出實際、實用的真正音樂專業評估。

在音樂治療師的養成中，如何設計音樂治療評估是一項不能缺少的訓練，因為音樂治療包含行為、生理、心理、音樂，其中行為量化容易，生理狀態儀器即可測得，心理則有多種學派理論論述治療過程，但音樂有其美感性、藝術性、情感性，不容易以單一數據、儀器、論點分析來取代。在台灣臨床工作中，其他相關專業治療師，要使用其專業評估時，可以購買已經過他國先進研發或本土

兒童音樂治療

前輩們心血研究，並在信度、效度兼具的多種選擇下，使用評估表；然而台灣音樂治療發展無前跡可尋，美國至今林林總總的評估表，亦未有統一、廣泛實用的評估表，因此，什麼才是標準的音樂治療評估，個人認為尚有很大的努力空間。

姑且不論音樂治療是否需要統一標準化的評估工具？或是仍尊重不同工作對象的治療師在使用方便的不同評估表，但至少台灣目前臨床上需要使用音樂治療評估時，如果對使用美國現成的評估表充滿疑慮，或是覺得其他領域評估表不符合音樂治療臨床實際需要時，音樂治療師們若以「自我要求」之期許，則必須費時、費力的摸索，自我設計研發符合工作對象需求的音樂治療評估表。雖然辛苦之餘，羨慕其他專業評估時的便捷，但也幸運有這樣的機會能嘗試與磨練，從一個講求精緻藝術的人文領域，跨越到實務驗證、精準推演的科學領域，更能仔細再仔細地觀察個案行為，思量再思量音樂部分的要素與功能，以便設計出既符合人性，又顧及數據要求的評估表。這樣的音樂治療評估，仍繼續努力接受檢驗著。而個人相信這評估符合人性與科學數據的兩邊領域，與人的左右腦一樣，雙邊健全，中間通連（左右腦靠中間胼胝體交換訊息），才能將人的功能發揮到最大效益，人性與科學兼備，評估才有意義。因此，如何研發符合臨床需求，並兼顧人性需求與科學要求的評估表，是所有中外音樂治療師所要努力的。

本書重點因為集中在兒童音樂治療，故本篇介紹兒童音樂評估方式介紹係參考音樂治療研究施行原則（Madsen, 1978），以及筆

107

第三章　兒童音樂治療評估、相關治療技巧與治療施行原則

者多年臨床經驗研發的實驗性（experimental）評估方式。從此評估方式中，首要目的在第一時間內，就能判別被評者的兩種能力：

1.聽覺相關能力——鑑別診斷與聽覺相關能力，涵蓋延伸需要聽覺能力作用的聲音、語音與音樂三類之聽、看、聽—看、聽—唸、聽—唱，及聽—看—作整合的相關能力等障礙問題。

2.音樂潛力——音樂本身有節奏、旋律、音色、音量……等要素，以個案在歌唱、敲打、彈奏、吹拉、即興……等方式的表現，判別及發掘個案之音樂潛能。

這個兒童音樂治療實驗性評估方式，可提供預防、治療、教育的基準，或提供其他專業人員對個案處置時，較為全面性、完整性的治療處置之參考（詳細請參閱第二節兒童音樂治療評估內容與施行技巧）。

三、各類音樂治療評估簡例

請見下頁起表3-1至表3-4。

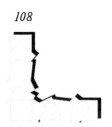

兒童音樂治療

表 3-1　簡例一、音樂治療評估

　　自我評量問卷——適用於做成人壓力紓解、自我開發……等目的（由 Charles D. Spielberger 等人研發）。

〈活動／治療前〉

　　方式：將自己認為的圈出……

問卷題項	一點也不	有時候	普通	經常如此
1. 我覺得冷靜。	1	2	3	4
2. 我覺得安全。	1	2	3	4
3. 我感到壓力。	1	2	3	4
⋮	⋮	⋮	⋮	⋮
40. 當我思考現今關心的事情及興趣時，我感到緊張或混亂。	1	2	3	4

〈活動／治療後〉

　　您剛經歷了音樂治療，一種新的方式來幫助您解除手術前的壓力與不安……，請依題圈出您的想法與感受。

問卷題項	一點也不	有時候	普通	經常如此
1. 音樂使我開心。	1	2	3	4
2. 音樂使我放鬆。	1	2	3	4
⋮		⋮		
18. 音樂治療師的口語指令，讓我覺得舒緩。	1	2	3	4

第三章　兒童音樂治療評估、相關治療技巧與治療施行原則

表 3-2　簡例二、音樂治療評估填寫問卷

適用於老人安養院、成人肢體復健、精神病患……等目的（美國明尼蘇達州金連發健康中心）。

1. 音樂喜好

(1)您喜歡哪一種音樂風格？_____

(2)您常聽哪一位歌手唱歌？_____

　⋮

2. 音樂技巧

(1)您會彈奏哪一種樂器？_____

　⋮

3. 情感反應

(1)您覺得音樂是一種 _____

　⋮

4. 放鬆與壓力的處置

(1)當您覺得生氣時，您會做什麼？_____

　⋮

10.結論／意見（治療師填寫）：_____

兒童音樂治療

表 3-3　簡例三、音樂治療相關表達及行為評估

適用於兒童行為改變、肢體復健、情緒表達、老人安養……等目的（Bo-one, P. R. M. T.研發）。

初篩相關資料

個案對下列項目的反應：	低於 50%	50%或 50%以上	100%
1.口語提示＿＿＿			
2.肢體提示……			
3.手語＿＿＿ ……			
4.個案有說話嗎？ 　有＿＿＿沒有＿＿＿			
⋮			

個案是否接受如廁訓練？

個案對音樂有特別的反應嗎？

⋮

出篩結論：＿＿＿＿＿＿＿＿＿＿＿＿＿＿＿＿＿＿＿＿＿＿＿＿＿

音樂治療
〈口語／聲音表達項目〉

NA表不適用，0表沒有回應，1表協助／提示下回應，2表主動／獨立回應。

V表示母音，B表示子音，如 Ba、ma、la……等，F表示磨擦音，如 f、v、s、z、sh、th、zh。

W 表示字詞，Ph 表示短句，C. S.表示完整句型。

第三章　兒童音樂治療評估、相關治療技巧與治療施行原則

兒歌／搖籃律詩		2	1	0	NA
〈曲名〉：	V				
	B				
	F				
	W				
	Ph				
	C. S.				
通俗曲調	V				
⋮		⋮			
老歌	V				
⋮		⋮			

〈節奏項目〉

拍號	$\frac{4}{4}$拍		$\frac{3}{4}$拍		交替拍 Alternating
速度	一般音符 Simple	附點音符 Dotted	一般音符 Simple	附點音符 Dotted	
行板 Andante					
⋮					

〈樂器表達項目〉

⋮

〈肢體表達項目〉

⋮

〈情緒表達項目〉

兒童音樂治療

⋮

〈模仿項目〉

⋮

〈全曲速度感〉

⋮

〈互動項目〉

⋮

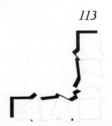

第三章　兒童音樂治療評估、相關治療技巧與治療施行原則

表 3-4　簡例四、嬰幼兒音樂治療評論評估

The Music Therapy Assessment Profile （MTAP）

適用於零～三歲嬰幼兒之音樂行為……等目的，共一百五十項。請依循選擇個案出生年齡進行測驗，如一～三個月、三～五個月、五～七個月、七～九個月、九～十二個月、十二～十五個月、十五～十八個月、十八～二十一個月……，再逐項核對五項大肢體動作、小肢體動作、溝通、認知、社會／情緒相關項目，通過者將題號圈起來。

測驗年齡	3-5 個月									
大肢體	1	2	3	4	5	……	26	27	28	29	30
小肢體	31	32	33	34	35	……	56	57	58	59	60
溝通	51	52	53	54	55	……	86	87	88	89	90
認知	76	77	78	79	80	……	96	97	98	99	100
社會／情緒	101	102	103	104	105	……	146	147	148	149	150

〈3-5 個月 ：大肢體動作〉

（No.1）　　　　　　　　　　　　：

（No.6）基本反射整合——在大人協助下，給予幼兒一個音樂性刺激，而幼兒表現出與音樂有關的節奏性前後搖擺動作。如果沒有不正常反射或搖擺落後於音樂節拍之後，本項通過。

　　　　　　　　　　　　：

〈3-5 個月 ：小肢體動作〉

兒童音樂治療

          ⋮

（No.46）抓握反射整合——將幼兒頭至中線（頭擺正），拿一個節奏響棒橫放幼童手掌。如果幼童手指保持打開，沒有立即反射捏握響棒，才算通過。

          ⋮

〈3-5 個月：溝通〉

          ⋮

（No.70）對幼兒唱歌時，是否有聲音回應。幼兒作狀出聲，或想要模仿大人發出聲音，才算通過。

          ⋮

〈3-5 個月：認知〉

          ⋮

（No.105）搖嘎啦棒——放一個搖晃就會發出卡搭卡搭聲音的嘎啦棒在幼兒手上，幼兒至少搖個幾秒，才算通過。

          ⋮

〈3-5 個月：社會／情緒〉

          ⋮

（No.145）注意到人或音樂時，微笑或發出聲音——在音樂活動中，和幼兒一起玩耍、唱歌、搖擺時，他／她愉快並微笑或發出聲音，才算通過。

          ⋮

115

第三章　兒童音樂治療評估、相關治療技巧與治療施行原則

第二節
兒童音樂治療評估內容與施行技巧

一、兒童音樂治療之評估與治療流程

兒童音樂治療在醫療體系的作業流程如下：

個人依掛號方式看復健科、心智科，或其他科醫師門診

→經醫師轉介做音樂治療（若自費，可逕與音樂治療師預定安排
評估時間）

→醫師開音樂治療卡

→持該卡赴音樂治療室

→與音樂治療師預先排定評估時間

→依預定時間進行評估

→按評估結果，適合者安排進一步相關測驗／檢查、排定短期／
長期音樂治療療程；不適合者，轉介早療機構／其他相關治療
或三至六個月後再評估

音樂治療卡

醫師在音樂治療卡上，對個案的診斷紀錄是以SOAP（蔡東
龍，民89）簡潔記錄，即主觀（subjective）、客觀（objective）、評

兒童音樂治療

估（assessment）、治療計畫（plan）為原則。

　　主觀──就是醫師對詢問病人（幼童由家長回答）如何感覺、是否有任何主觀症狀。

　　客觀──指個案生命徵象、身體檢查結果、實驗檢查結果……等。

　　評估──若是可能的話，醫師評估資料，對個案做出結論。

　　治療計畫──醫師對個案的用藥或計畫新的實驗檢查；增加或改變醫囑；指示個案出院或其他轉診計畫。

　　因此臨床音樂治療師接獲個案音樂治療卡時，卡上約略記載如下：

音樂治療卡

XXX（個案姓名），__/__/__（出生年月日），__YR__M
（年歲，__年__月看診）

S：

（醫師主觀觀察：簡略記錄個案生理資料，例如：36 週出生、體重 2300 克、6 個月頭部控制、8 個月翻滾、8 個月坐起、先天性白內障…等。）

O：

第三章　兒童音樂治療評估、相關治療技巧與治療施行原則

（醫師客觀檢驗：經實際檢查相關功能後簡略敘述現狀，例如：可行走，片斷語言，情緒及同儕關係不佳…等。）

A：

（醫師評估診斷：寫下診斷代號及名稱，例如：3155，混合性發展遲緩疾患）

P：

（醫師醫囑：處置方式，例如：音樂治療評估與訓練）

　　臨床音樂治療師接到音樂治療卡後，依據卡上醫師書寫個案有限的紙上資料，對個案有了初步概念；重要的是接下來的音樂治療評估，有關個案在評估中，甚至在後來的治療期中，無論是在有音樂活動或無音樂活動中，其行為、動作、動機、反應、語音，才是音樂治療師真正真實認識個案的開始。藉由上述線索，音樂治療師必須關心、仔細觀察並判斷個案問題的癥結，找出關鍵，設定治療目標，提供治療，讓音樂治療的介入，有效的改善個案問題。一位經驗豐富的音樂治療師必須在評估時就大致能掌握個案的問題根源，為家長清楚講解分析個案問題，並與家長討論不同音樂治療方式的可行性。

二、評估準備事項

㈠樂器部分

　　鋼琴、電鋼琴、吉他、音叉、三個手鼓、鈴鼓、邦哥鼓、爵士

兒童音樂治療

鼓、大鼓、節奏卡片、譜架、兒歌圖卡、兒歌歌譜、兒歌CD／錄
音帶、鐵琴、木琴、八音彩色音磚、八音彩色手搖鐘、木質沙鈴、
塑膠沙鈴、兩對響板、兩對響棒、兩對手指銅鈸、串珠、雪鈴、三
角鐵……等。

(二)其他部分

　　準備評估表與治療目標行為訂定表（表3-5、表3-6）、白紙、
色筆。

三、評估進行方式

　　時間約四十～五十分鐘，分為三階段：與家長初談二十分鐘、
個案音樂治療細項評估二十～三十分鐘以及總結十分鐘。

　　<u>第一階段</u>：初次面談進行前，家長先填懷孕史、個案史等問卷
表，之後家長陪同個案與治療師交談十～十五分鐘，其中除了解並
填寫、補充個案資料外，治療師要同時進行觀察個案任何行為、親
子互動模式以及問卷表上顯示有可能是特別事件的詢問。

　　<u>第二階段</u>：此階段要做音樂治療實驗性細項評估，個案必須單
獨與治療師留在音樂治療室做音樂評估（設備理想情形下是家長在
另一間觀察室等候），約二十～三十分鐘。除了兩歲以下的嬰幼
兒，母親須陪同外，兩歲以上的家長，必須在治療室以外的地方等
候。如果任何個案鬧脾氣、耍賴、尖叫……，治療師都必須讓家長
明白個案單獨進行評估的必要性與客觀性，也必須軟硬兼施、口語
與非口語的讓個案了解他／她必須暫時與母親分開，單獨與治療師

第三章　兒童音樂治療評估、相關治療技巧與治療施行原則

一起玩音樂遊戲。

　　分隔母子技巧上是以母親當天帶的隨身物，如外套、皮包，放置治療室，告訴個案母親會在外面等XX（個案名字），等一下就回來拿外套、皮包。這部分最重要是客觀評估個案音樂行為，當然也要注意觀察家長如何處理孩子的分離焦慮、親子互動模式，在第一時間內，為接受治療者以及其家人，即刻有效建立家長、治療師、個案的治療三角關係印象。因為治療是一種介入，介入原本是家長與個案的雙向關係，而兒童音樂治療介入較偏向行為介入，因此相互的關係建立順序是：A.家長與個案、B.治療師與個案、C.家長與治療師及個案、D.最後又回到家長與個案，但已不同於早先的家長與個案關係（圖3-1）。

　　當然孩童哭鬧難免，只要事前告知，無論小朋友似懂非懂，只要治療師不斷重複，柔性卻堅持，經驗中大部分的孩童，都能接受暫時與母親分離，很快就被多樣的樂器、酷炫的音響跳動視覺條紋、特殊的道具……轉移注意力。每位治療師處理方式不一，從經驗中學得經驗，就是主觀、客觀因素都要考慮；在有限的時間與人力下，與個案第一次就有單獨相處的機會，在他／她心中就建立了往後也是這樣的概念，在後來的行為修正上，很快就有成效。這方法與家長先從頭至尾參與，再慢慢退離的方式比較，療程要縮短許多。如果在要求經濟效益的工作服務單位，必須如此選擇，如果像在教育環境中，有充分的時間、人力與支持，給孩童時間，也是一種尊重個體行為。

兒童音樂治療

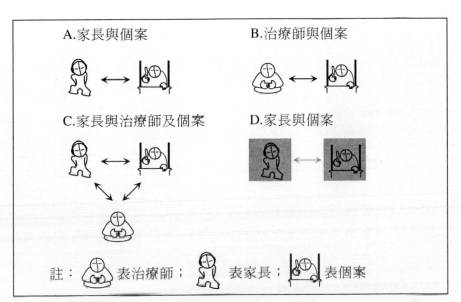

A.家長與個案　　　　　　　B.治療師與個案

C.家長與治療師及個案　　　D.家長與個案

註：　表治療師；　　表家長；　　表個案

圖3-1　治療介入後，家長、治療師、個案的三角關係之演變

　　第三階段：向家長敘述音樂項目評估大致的過程與結果、敘述個案的反應行為，並分析個案障礙問題，且與家長討論家長帶孩子來做音樂治療的期盼，以及未來治療目標與方法，約略十～十五分鐘。

四、評估內容與實際執行項目

㈠兒童音樂治療評估原則與執行細項

　　筆者認為兒童音樂治療實驗性評估內容有三，以聽覺相關能力為首，加上現場音樂能力表現與音樂感受性反應。聽覺相關能力屬

第三章　兒童音樂治療評估、相關治療技巧與治療施行原則

於生理接收處理聲音能力現象、現場音樂能力表現屬於生理音樂潛能表達能力現象、音樂感受性反應屬於心理、情感、社會行為表現能力。請參考表3-5兒童音樂治療評估測驗項目與目的。

　　1.聽覺相關能力——包括聽覺敏銳度、聽覺注意力、聽記力、聽辨力、聽（順）序記憶力、聽理解能力。

　　2.音樂能力——包括聆聽音樂、敲打、彈奏、撥弦、說唸、歌唱、即興。

　　3.音樂行為——不作主觀判斷，只客觀記錄任何個案有／無意義接觸的音樂環境中，碰觸、敲打、發聲……等任何感受性的行為或反應，以及即興活動中的行為反應。

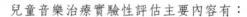

兒童音樂治療實驗性評估主要內容有：

1. 聽覺相關能力——屬於生理接收處理聲音能力現象。

2. 現場音樂能力表現——屬於生理音樂潛能表達能力現象。

3. 音樂感受性反應——屬於心理、情感、社會行為表現能力。

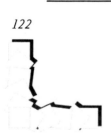

兒童音樂治療

(二)實際執行項目

1.個案對音樂來源的行為反應

方法：不特定方向發出音樂／聲音，給予聽覺刺激（auditory stimulus），是否有聽覺敏銳力（auditory acuity）反應？是否注視音源？同時給予一些口語簡單／複雜指令，看是否聽從執行？

疑問：看個案是否做出回頭、尋找……動作，甚至進一步尋找發聲物。即使個案不做任何回應，也要將其當時有什麼行為、動作，簡潔記錄下來。

解決方向：聽覺敏銳度是先決條件，但有聽沒回應，不一定是聽覺敏銳度弱，需再在音量、力度上增加，再測試是否將聽覺敏銳度提升至聽覺注意力。

提示：臨床上，聽障、自閉症、注意力問題、聽知覺問題、情緒障礙的個案都可能不回應、不知如何回應、故意不回應。治療師必須當場判斷因應。

2.個案對不同距離鍵盤樂器的行為反應、肢體操作能力

方法：奧福（Orff）桌上型木琴，音樂治療師分別一次敲一、二、三、四或五個不同的位置音高，示意個案仿敲，即可判斷。

疑問：是否正確仿敲與音樂治療師相同音高位置？若否，是注意力問題？小肢體控制問題？手眼協調問題？視覺空間問題？

解決方向：若是注意力問題，則訓練聽覺注意力，再訓練視覺注意力，最後整合聽、視覺訓練；若是小肢體控制問題，可轉介物理治療師，聽取建議後，再設計相關音樂治療活動；若是手眼協

123

調問題、視覺空間問題，則要轉介職能治療師做《視知覺測驗》（Test of Visual Perception Skills, TVPS；註三），等結果出來再決定下一步。

提示：臨床上，注意力問題、視知覺問題、整合性問題的個案，表現結果有明顯落差，視知覺問題與整合性問題的個案，有的與音樂治療師所敲出的音程距離，最少差一個音，最多可差至三個音距離。

3.個案對不同空間敲擊樂器的行為反應、肢體操作能力

方法：將三個手鼓擺放在上下左右前後不同位置的三度空間，音樂治療師一次分別敲不同空間位置的三個手鼓，示意個案仿敲，共三次，均須起源不同的空間位置，即可判斷。

疑問：是否正確仿敲不同樂器不同位置？若不是，是注意力問題？肢體控制問題？反應靈活度問題？排列順序記憶問題？視知覺問題？

解決方向：若是注意力問題，則訓練聽覺注意力，再訓練視覺注意力，最後整合聽、視覺訓練；若是肢體控制問題，可轉介物理治療師，聽取建議，再設計相關音樂活動；若是反應靈活度問題，則須以速度訓練；如果是排列順序記憶問題，則須依個案聽或視覺何者優勢，來分別訓練聽覺排序、視覺排序；若是視覺空間問題，轉介職能治療師做視知覺測驗，等結果出來再決定下一步。

提示：三度空間有狀況的個案，可能以學習障礙者多於過動疾患、聽覺訊息處理異常（請參考本章第四節之四音樂治療與聽覺

兒童音樂治療

訊息處理異常單元）個案。

4.個案對不同速度（時間）敲擊樂器的行為反應、肢體操作能力

方法：視個案是否能隨著簡單節奏、樂曲全曲速度持續拍打在正拍上。簡單節奏如圖3-2列：

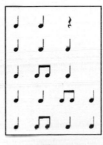

圖3-2

樂曲全曲速度分為慢速Larghetto（一分鐘60-66下）、行板速度Andante（一分鐘76-108下）、Allegro（一分鐘120-168下）。

疑問：是否可以跟上音樂進行速度？是注意力問題？小肌肉控制問題？反應靈活度問題？聽覺處理訊息問題？其他？

解決方向：若是注意力問題，同訓練聽覺注意力方法；若是肢體控制問題，同上題；若是反應靈活度問題，同上題；若是聽覺處理訊息問題，則須依個案聽敲表現最能符合節拍器的速度開始，慢慢加快速度；另配合聽覺訊息視覺化處理治療（請參考本章第四節之四音樂治療與聽覺訊息處理異常單元）。

第三章　兒童音樂治療評估、相關治療技巧與治療施行原則

提示：臨床評估中，智障較難跟快、過動症較難跟慢，而聽覺訊息處理異常的個案對速度的快慢掌控不佳，有時像慢半拍，有時又超前趕拍子。

5.個案對不同力度敲擊樂器的行為反應、肢體操作能力

　　方法：以四拍仿敲為主，重音加在不同的拍子上（如圖3-3）。

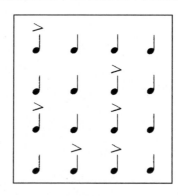

圖3-3

　　疑問：是否可以跟上音樂的不同力度進行？若否，是注意力問題？小肌肉控制問題？反應靈活度問題？其他？

　　解決方向：若是注意力問題，同上題；若是小肌肉控制問題，同上題；若是反應靈活度問題，同上題。

　　提示：臨床評估中，除小肌肉控制問題較明顯的肌肉低張問題，大部分個案均可完成。

6.個案對不同單音、音程、樂句、旋律、兒歌的哼、唱能力

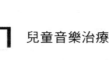

方法：視個案能力，給予不同單音、音程、樂句、旋律、兒歌仿唱。施測音域在C——C'——C"。單音（single note）：在中央C附近的音域之ＣＤＥＦＧＡＢ任挑幾個單音，一次一音讓個案仿唱是否音準？音程（two notes interval）：在中央C附近的音域之C—E、A—F、G—B，任挑幾個音程，是否音準？樂句、旋律、兒歌分別以一小節、四小節、全曲測試。

　　疑問：是否一樣哼出單音音高、音程、樂句、旋律、兒歌？是否一樣唱出單音音高、音程、樂句、旋律、兒歌？若否，是聽力問題？聽知覺問題？心理問題？其他？

　　解決方向：若是聽力問題，需轉介耳鼻喉醫師門診，做相關聽力檢查。若是聽知覺問題，也需轉介耳鼻喉醫師門診，確定聽力檢查結果正常，再以聽知覺問題處理治療（請參考本章第四節之四音樂治療與聽覺訊息處理異常單元）。若是心理問題，先去除心理障礙與擔憂，視情況再進行。

　　提示：有部分語言障礙、聽辨力弱、中耳炎患者或選擇性緘默症的個案在此項表現最明顯有落差。

7. 個案對不同字量記憶單位，節奏性兒詩的說唸發聲清晰度、記憶能力

　　方法：視個案能力，給予三字一句、五字一句、七字一句的節奏性兒詩（請參閱附錄一）。

　　疑問：是否一樣唸出三字一句、五字一句、七字一句？若否，是咬字清晰問題？聽辨近似音而唸錯音問題（如「珠」唸

「書」）？聽覺記憶力（auditory memory）？其他？

解決方向：若是咬字清晰問題，須轉介語言治療師，做相關語言評估、治療。

若是聽知覺問題，同時轉介語言治療師做評估，看其專業意見，也轉介耳鼻喉醫師門診，確定聽力檢查結果正常，再以聽知覺問題處理治療（請參考本章第四節之四音樂治療與聽覺訊息處理異常單元）。若是記憶問題，要從一次記最多字詞開始著手處理，配合節奏訓練，壓縮一拍中不同八分音符與十六分音符組合節奏，容納多字詞的練習，以便增加其記憶單位。

提示：臨床中，有部分語言障礙、閱讀障礙、聽覺訊息處理異常、智障的個案發生率較高。

8.個案對不同肢體律動的模仿能力與操作反應

方法：隨音樂依不同方向擺動、交叉、轉動大小肢體，視個案是否能以相對方向、相同方向做模仿動作。

疑問：是否仿作正確方向、位置動作？若不是，是注意力問題？肢體控制問題？反應靈活度問題？本體覺問題？視覺空間問題？困難做不出的因素？

解決方向：若是注意力問題，則同上；若是肢體控制問題，可轉介物理治療師，聽取建議，再設計相關音樂活動；若是反應靈活度問題，同上；若是本體覺問題或視覺空間問題，同上。

提示：臨床中，部分閱讀障礙、肌肉低張力、智障的個案表現不理想或部分不理想。

兒童音樂治療

9. 個案對不同樂器音色的聽覺分辨力（auditory discrimination）與聽覺排序力（auditory sequencing）能力

方法：先以不同材質樂器測試，再以同材質同音色不同大小樂器測試聽辨；另外一次從兩個到五個，例如：響板→沙鈴→三角鐵→鈴鼓→小銅鐘，是否能將聽到的樂器聲響，依序先後排列。

疑問：是否能在看到樂器的情況下，聽辨正確三個、五個、七個不同／相同音色的樂器？若否，是注意力問題？聽辨問題？心理問題？其他？

解決方向：若是注意力問題，則同上；若是聽辨問題，轉介耳鼻喉醫師門診，做聽力檢查，再視情形以聽知覺問題處理治療（請參考本章第四節之四音樂治療與聽覺訊息處理異常單元）。若是心理問題，同上。若是聽序力有問題，其語言表達上也一定有隱藏性問題，須進一步轉介語言治療或了解個案語言治療的情形。

提示：臨床中，中、重度自閉症、緘默症、中重度智障的個案表現不理想或部分不理想。

10. 個案對即興音樂刺激的反應與能力

這部分較針對有音樂天賦資優的情緒障礙、有音樂表現異常的自閉症。無任何標準，只看個案臨床對即興音樂的行為表現、音樂行為表現，採文字記錄。

以上評估中，若有必要，也需轉介心理治療師作專業評估。

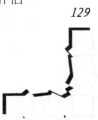

表 3-5　兒童音樂治療評估測驗項目與目的

兒童音樂治療評估測驗各項項目與目的										
	1	2	3	4	5	6	7	8	9	10
1 音源	聽覺敏度、注意力									
2 距離		視知覺								
3 空間			視知覺（視聽、視作）							
4 速度				聽序；節奏						
5 力度					聽序；操作					
6 哼唱						聽知覺（聽辨）				
7 說唸							聽知覺（聽記）			
8 肢體仿作							聽-視-作整合(*本體覺)			
9 聽辨／聽序								聽知覺聽記		
10 即興										音樂天份／感受

*本體覺——請參考本章後面名詞解釋之「感覺統合」。製表：張乃文（2002）。

　　以上各項評估複雜，須經訓練，熟練後方可在短短二十～三十分鐘內評完，且迅速找出個案問題癥結。本評估方式很適合藉由音樂活動，篩選出發展中學齡前、學齡後幼童的障礙問題，而評估記錄依當場個案任何行為反應，為記錄內容；記錄方式隨治療師時

兒童音樂治療

間、方便性、熟悉度，以圈選、符號或文字填寫均可。請參考表
3-6兒童音樂治療評估表。

五、兒童音樂治療評估表

表 3-6　兒童音樂治療評估表（Music Therapy Assessment Form for
　　　　Children）

```
                    張乃文 87.9 製作，90.3 修訂一 ，92.3 修訂二
姓名_____ 病歷號碼_____ 出生日_____ 性別_____
殘障手冊號碼_____ 津貼補助_____ 電話：_____
評估日期_____ 音樂治療師_____
1.家庭／學校概況（Family/School）
                          _____

          ◯              _____

      家族譜              _____

2.出生概況（Birth）
_____
_____

3.就醫史（Medical History）
_____

PT：_____ OT：_____ ST：_____ Other：_____
4.醫師診斷（Medical Diagnosis）
_____
```

第三章　兒童音樂治療評估、相關治療技巧與治療施行原則

5.肢體發展（Motor Development）

Up-Body　　Normal　　Deficiency　＿＿＿＿＿＿＿＿＿＿＿

Lower-Body　　Normal　　Deficiency　＿＿＿＿＿＿＿＿＿＿＿

6. 語言發展（Language Development）

Receptive　Normal　Minor Delayed　Delayed　No Verbal ＿＿＿＿＿

Expressive　Normal　Minor Delayed　Delayed　No Verbal＿＿＿＿＿

7. 社會性發展（Social Development）

Active　　Medium　　Passive　　No response ＿＿＿＿＿＿＿＿

8. 情緒發展（Emotional Development）

＿＿＿＿＿＿＿＿＿＿＿＿＿＿＿＿＿＿＿＿＿＿＿＿＿＿＿

轉介＿＿＿Psychologist＿＿＿Psychiatrist.

9. 認知發展（Cognitive Development）

Normal　　Minor Delayed　　Delayed ＿＿＿＿＿＿＿＿＿＿＿

10.音樂行為／音樂性向（Music Tendency）

聽力狀態／檢查 Hearing：＿＿＿＿＿＿＿＿＿＿＿＿＿＿＿＿

傾聽音樂 Listen Music：　Complete Incomplete　　Not sure

傾聽行為 ＿＿＿＿＿＿＿＿＿＿＿＿＿＿＿＿＿＿＿＿＿＿＿

聽知覺 Auditory：＿＿＿＿acuity ＿＿＿＿attention ＿＿＿＿discrimnation

＿＿＿＿comprehension ＿＿＿＿ sequencing

＿＿＿＿memory

聽說／唸 Speech：＿＿1 word ＿＿3 words ＿＿5 words ＿＿7words

＿＿articational promblem ＿＿word-finging

兒童音樂治療

problems

_____not-fiuency _____ phonological promblem

_____Other

轉介_____Audiologist _____Speech-language pathologist

唱 Sing   Complete whole piece   Interimittent   Not making sound

w/melody   match pitch   some   out of tune

w/words   clear   not clear

behavior_____

聽唱   ___pitch___interval___motive___ phrase___2 measure

___4 measure.

敲 Playing

visual perceptional problems：No Yes___space___interval in ___

rhythm：Completely imitated simple rhythm on___ w/____ ex：___

Completely imitated complex rhythm on___ w/____ ex：__

Incomplete w/hand/stick   No response

_____

dynamic：___ p ___mp/mf ___f ___< ___> ___other

timbre：_____

instruments in auditory discrimination on _____

instruments in auditory sequencing on _____

instruments in favor/motion/behavior _____

轉介 OT：___TVPS ___SI ___other

肢體律動 Body Movement　　good　　fair　　poor　　No response

Problem in which direction/movement_____

轉介 PT：_____

即興 Improvisation　　good　　fair　　poor　　No response

音樂性_____

11. 整體障礙印象（Impression）

Cognitive disorder　　Emotional dis.　　Physical dis.　　Psy. dis.

Language dis.　　Hearing dis.　　Non-positive nurture environment

else_____

12. 建議治療項目（Recommendation）

Auditory： ___ Auditory stimulation__Auditory memory training(TR)

___Auditory discrimination TR__Listen & comprehension TR

___Auditory and motor coordination TR

___Location & direction discrimination TR (for blindness)

Language： ___Making-sound stimulation Phonetic clarity TR

___Augmentative communication (verbal/non-verbal) system

___Listen & reading TR ___Sound product TR

___Verbal product TR

Behavior： ___Eye contact TR ___Eye tracking TR ___Attention

span TR ___ Other

Cognition： ___ Color matching Counting ___Other

Emotion： ___ Breathing accommodation TR

兒童音樂治療

　　　　　　　___Relaxation techniques TR

　　　　　　　___Emotional expression techniques TR

Social：___↑ initiated behavior 　___Follow rules in a group

　　　　___Social interaction

Motor：___Euthythmics 　___Eye-hand coordination training

　　　　___Motor & visual coordination TR

　　　　___Audi., visual & motor coordi. TR

Music Skills：___Sing skills TR 　___Instruments skills TR (piano, percussion…)

　　　　　　　___Score reading TR 　___Simple composition TR

　　　　　　　___Conducting skills TR

13.結論（Conclusion）

_____

_____

_____

六、音樂治療評估中兒童認知學習障礙分類

　　兒童是具潛力、發展性、不可預知的，這也就是說，對成人而言，長久固定的定型生活學習模式，要做復健相關治療，學習新技能，進步幅度不一定比兒童大。因此在治療兒童時，可以嘗試多種不同的感官介入組合方法，常會出現比預計要好的結果。這完全與幼童的大腦神經元一直不斷發展連結，直到青春期才穩定有關，年齡愈小可塑性愈高，發現問題，愈早治療愈好，因此早期療育（請

第三章　兒童音樂治療評估、相關治療技巧與治療施行原則

見名詞解釋）是片刻等不得的工作，若能早期篩選檢測出發展遲緩（請見名詞解釋）兒童，可以節省社會成本，減低家庭負擔。

　　從事多年兒童臨床音樂治療師的工作經驗中，筆者歸納整理兒童障礙問題時，認為要治療兒童障礙問題，如果從障礙類別、症狀、生理數據、評估分數去區分，這些無法給予臨床治療時的實質幫助，僅能做參考；如果從個案活動中表現出來的行為、學習模式、犯「錯」的軌跡、操作的順序與習慣，方能找出真正障礙癥結。找到了癥結，配上治療方法，才算找到真正的治療入口的第一步，也較能以完整的一個「人」來看待其間的障礙問題。

> 臨床音樂治療實作中，須從個案活動中表現出來的行為、學習模式、犯「錯」的軌跡、操作的順序與習慣，方能找出真正障礙癥結。

　　從不斷的兒童音樂治療實驗評估檢測中，筆者認為，兒童障礙問題除了情緒、智力、肢體問題外，認知學習障礙可以區分為聽力、聽知覺、視力、視知覺、聽視作整合問題（表3-7）。這分類符合人類最早在胚胎期的三種感覺器官發展——聽覺、視覺、觸覺，以及日後成長過程中三種感覺器官相互的整合能力發展。其中屬於器官問題的聽力、視力，可直接找耳鼻喉科、眼科檢查，醫師

會給予建議，看是否藉由助聽器、人工電子耳、眼鏡、手術⋯⋯等來改善聽力、視力問題。但眼睛器官本身沒問題，視知覺有問題時，可從視知覺測驗得知，例如：視覺分辨、視覺空間關係、視覺記憶、視覺排序記憶、視覺閉鎖問題⋯⋯共七大項，可向兒童復健職能治療師詢問。視知覺，是指視覺認知技巧，視覺認別相關完整面貌之能力。視知覺是人類依賴視覺來分辨特徵、歸納類比、記憶與運用能力。它與聽覺認知技巧，占人類認知輸入管道約八成。

聽知覺，是指聽覺認知技巧，也就是個體有正常智力及聽覺能力，但無法對運用聲學原理所產生語音相關之刺激產生：注意、分辨、識別、記憶、理解等處理功能者。耳朵器官本身沒問題，聽知覺有問題，即可能中樞聽覺處理出現障礙時，例如：聽辨問題、聽覺記憶問題、聽覺閉鎖問題、聽覺排序記憶⋯⋯等，有關聽知覺的測驗就非常多而複雜，無法涵蓋所有聽覺路徑經過或連結的相關整合區域。語言治療師、聽力師與特教系教授，也一直在這方面努力。然而目前重心較著力於學齡後的大小孩（七歲以上），聽知覺測驗也多施行在這年齡，反而學齡前的幼童（七歲以下），不易有穩定的測驗結果。

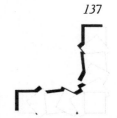

第三章　兒童音樂治療評估、相關治療技巧與治療施行原則

表 3-7　音樂治療之兒童認知學習障礙問題分類

音樂治療之兒童認知學習障礙問題分類						
項目	純粹聽力問題	聽知覺問題	純粹視力問題	視知覺問題	純粹肢體操作問題	聽－視－作整合問題
聽力	●					
聽知覺		●				●
視力			●			
視知覺				●		●
操作					●	
可能症狀行為	單／雙耳聽力受損、重聽……。音量太小聽不到。	有聽沒懂、有聽沒到、不專心……。聽口語指令操作，效果差於手勢指令操作；動作本身操作無誤。	近視、弱視、斜視……。	敲／放不準位置、常跌倒、手眼不協調……。聽口語指令操作，效果優於手勢指令操作；動作本身操作無誤。無聲模仿任何動作時，視看猶豫，但動作本身操作無誤。	小／大肢體肌肉萎縮、動作操作困難。	看不理解、聽不理解，動作本身操作無誤。
可能表現較佳的情形	靠近耳朵對他／她說話或配帶耳機……等，情況可改善。	看－作（無聽）沒問題；無口語指令，只看動作示範可，動作本身操作無誤。	配帶眼鏡矯正、手術，情況改善。	聽－作（無看）沒問題；不看動作示範，只聽口語指令可，動作本身操作無誤。	除操作外均可。	找出某種、唯一簡單固定學習模式。

製表：張乃文（2003）。

兒童音樂治療

第三節
兒童音樂治療基本技巧

一、兒童音樂治療原則

　　評估後的治療原則，就是依評估結果，開始以個案優勢能力，彌補或導引到弱勢的治療原則。治療仍以增強三種感覺器官整合能力為主。如下列：

　　1.耳與聽訓練治療——聽認、聽辨、聽記、聽序、聽理解。

　　2.耳與口訓練治療——聽唸、聽唱。

　　3.耳眼手訓練治療——聽敲、看敲、聽看敲。

　　4.耳眼身訓練治療——聽作、看作、聽看作。

　　5.即興音樂遊戲——音樂性、創造力、肢體運用表達。

二、行為技巧部分

(一)觀察

　　通常兒童治療與兒童行為，有著密切的關係；兒童障礙問題一般也是從行為中表現出來。行為部分技巧，首重觀察，觀察是客觀從旁聽、看個案行為舉止，是一邊「看」，一邊「思考」（陳向明，民91）；觀察也是在活動中，視探個案XX行為模式正處於XX

第三章　兒童音樂治療評估、相關治療技巧與治療施行原則

發展階段，以及決定提供什麼方式、多少數量的增強物，為主要行為修正的工具。在音樂治療評估中的觀察裡，個案任何行為、個案製造的聲音、行為動機、家長行為、親子互動關係……都包括在內。例如：一位疑似過動疾患（一般稱過動症）的小男孩，上課時常常跑來跑去、靜不下來，功課落後班上同學，做事不專心，又愛干擾別的同學，是老師傷腦筋的學生之一。但音樂治療師在初次見到他，觀察到他的聽覺敏銳度比一般兒童好，雖然在治療室跑來跑去、摸東摸西、四處張望、靜不下來，但當三角鐵、鐵琴的樂器聲音出現時，個案就顯得相當有興趣，會停止走動，注視樂器，小心慢步走到樂器旁，小心拿起棒子，想要敲敲看。以上就是觀察到個案的聽覺敏銳度、高頻率聲音樂器、學習動機強烈、行為會常因聲音改變由動態轉為靜態。音樂治療師與個案初次見面初次評估之觀察，是純粹觀察，而後才做評估；而排定治療療程，開始做治療時，也就是第二次音樂治療師與個案定時相處時，才依據第一次觀察時的大致重點，取其最大障礙問題，列為治療目標之一，然後進入觀察記錄，而且連續四次，取得四次總合平均的治療基準線（baseline）。這四次中，不做任何音樂治療技巧的介入。

(二)行為問題分析

　　觀察後，進入音樂治療評估（這部分請參考後面音樂技巧部分），仍持續觀察一般行為，但要特別留意音樂行為。評估前、中間、之後，會有幾項問題浮現，須將問題做輕重緩急程度上的區分。接下來是問題分析，必須將行為因果可能關係找出，列出生

兒童音樂治療

理、心理影響的來龍去脈。如同前例,那位疑似過動疾患的小男孩,雖然常常跑來跑去、靜不下來,但在較安靜環境中,會因耳朵完全接收單一高頻率聲音,不只一次改變了跑來跑去的行為。而且他是小心翼翼拿起球棒,強烈動機想要「製造」一樣聲音。判斷應不是過動疾患,如果是過動疾患,則多半會衝動地猛然拿起棒子,直接大力就敲,沒有停頓行為(因為他們最大問題在於無法控制行為或動作上的衝動性)。因此將個案去除是過動疾患的可能性,接下來做聽覺訊息處理異常(CAPD)或只是聰明孩子精力過剩兩方向來判斷。而這兩者最大差異是在,聽覺訊息處理異常對口語指令的理解反應較慢或遲疑;聰明孩子精力過剩理解反應快,只是常愛唱反調作怪,希望得到他人更多的注意。

(三)訂定治療目標

　　行為問題分析後,如果判斷是過動疾患,則訂定治療目標以自我行動控制為主;如果判斷是聽覺訊息理解異常,則訂定治療目標以聽覺相關能力訓練為主;如果判斷是聰明孩子精力過剩,則訂定治療目標以較有音樂技巧性(如爵士鼓學習)、挑戰性、智力性為主。訂定治療目標主要在改善障礙問題、修正兒童行為,故目標要清楚、細節要設定。而治療目標分為重點行為(target behavior)、短期目標(short-term goal)、長期目標(long-term goal);其中重點行為須做寫出行為回應定義(response definition),才知道行為反應要如何劃分、記錄(表3-8)。

第三章　兒童音樂治療評估、相關治療技巧與治療施行原則

㈣行為觀察記錄法

進入治療的前四次（約第一個月），音樂治療師大致和個案進行多樣性音樂活動，但音樂治療技巧尚不介入施行。此段時間，就要進行行為觀察紀錄（Hanser, 1987），這包括：頻率紀錄（frequency recording）、持續時間紀錄（duration recording）、定時／次觀察紀錄（interval recording）以及活動檢示表（planned activity checking list）。

1.頻率紀錄

是針對某一項出現次數太多的不適當行為，治療目標設定是要減少此行為之出現次數時使用的。

頻率紀錄：行為——撞頭

時間單位	9-10am	10-11am	11-12am	2-3pm	3-4pm
出現次數	4	5	3	4	3

2.持續時間紀錄

是針對某一項不適當行為，其持續時間太長，治療目標設定是要減少此行為的持續時間長度時使用的。

持續時間紀錄：行為——搓手

次數	1	2	3	4	5
持續時間	20 秒	45 秒	15 秒	30 秒	50 秒

3.定時／次觀察紀錄

是針對某特定時間，檢試某不適當行為是否有出現，治療目標

設定在特定時間長度單元的治療項目中，增加或減少某行為之總數量時使用的。

定時觀察紀錄：行為——尖叫

時間	第3分	第6分	第9分	第12分	第15分
行為有否	○	×	○	×	×

4.活動檢示表

是針對多項相對治療項目，出現頻率、次數或特定時間長度的行為比較，由第三者客觀的按時間打勾列表行為。

92.6.30 （第5次）	正向行為				負向行為	
時間	唱歌	口語溝通	聆聽音樂	輕打拍子	尖叫	喃喃自語
第3分鐘						✓
第6分鐘					✓	
第9分鐘					✓	
第12分鐘			✓			
第15分鐘			✓	✓		
第18分鐘		✓				
第21分鐘	✓					
第24分鐘	✓					
第27分鐘					✓	
第30分鐘		✓				

㈤治療時期的行為修正技巧

在兒童音樂治療中，修正個案異常行為最常使用的三種技巧是

第三章　兒童音樂治療評估、相關治療技巧與治療施行原則

忽視法、增強法和逐步養成，而後兩者是採用行為修正法中的部分技巧（黃裕惠譯，民89）：

1.**忽視法**（ignoring）：對個案某項行為不採任何回應，是減少該項行為的重要方法之一。個案有不適當的行為，如哭鬧行為，有時依當時狀況判斷後，哭鬧行為被忽視，有可能減少或降低該行為。

2.**增強法**（reinforcement）：指透過增強物，如口語稱讚、選擇喜愛的樂器……來維持某行為。增強物的提供最有效的是間歇性增強（intermittent reinforcement），而不定時、不定量的效果最好。

3.**逐步養成**（shaping）：是用來培養建立一個原來沒有的行為時所用的程序，這有時也稱「逐漸接近目標法」（successive approximations）。例如：個案哭鬧時，能將挫折情緒轉移到非語言性質的樂器表達（以前從來沒有這種行為），敲擊小、中、大型鼓，以體積、數量、持續度、強度……等靈活運用，即逐漸增加敲鼓的次數、時間、力度，以完成培養一項情緒動態轉移情緒的發洩方式，修正代替哭鬧就握拳打人的行為。

治療時須訂定目標，可使用表3-8兒童音樂治療目標行為訂定表；記錄個人與團體行為時，可使用表3-9音樂治療計畫個別治療紀錄表與表3-10音樂治療計畫團體治療紀錄表；數據紀錄與文字紀錄，則可使用表3-11數據紀錄表與表3-12文字紀錄表。另外可視情況，合併使用表3-8兒童音樂治療目標行為訂定表和表3-9音樂治療計畫個別治療紀錄表。

兒童音樂治療

表 3-8　兒童音樂治療目標行為訂定表

日期：＿＿＿＿＿＿　地點：＿＿＿＿＿＿＿　治療師：＿＿＿＿＿＿

個案姓名：＿＿＿＿＿　出生：＿年＿月＿日　性別：＿＿＿＿＿

診斷症狀：＿＿＿＿＿＿＿＿＿＿＿＿＿＿＿＿＿＿＿＿＿＿＿＿＿＿

行為觀察：＿＿＿＿＿＿＿＿＿＿＿＿＿＿＿＿＿＿＿＿＿＿＿＿＿＿

問題分析：＿＿＿＿＿＿＿＿＿＿＿＿＿＿＿＿＿＿＿＿＿＿＿＿＿＿

治療方向：＿＿＿＿＿＿＿＿＿＿＿＿＿＿＿＿＿＿＿＿＿＿＿＿＿＿

〈長期目標〉（long-term goal）

　—增加社會性行為。

〈短期目標〉（short-term goal）

　—增加初始行為（initiated behavior）。

〈重點行為〉（target behavior）

　—C 對 T 手持之手鼓，主動以其手觸碰比率達 50%。

〈行為回應定義〉（response definition）

　—T 手持一個手鼓，以 C 手可觸碰範圍內，不定點先拍一次後，等候 C 十秒鐘，依 C 是否主動以其手觸碰為紀錄結果。有觸碰為「○」，沒有觸碰為「×」。

〈數據紀錄〉採定次觀察紀錄：

日期：87.5.10（第一次）

次數	1	2	3	4	5	6	7	8	9	10
行為有否	×	×	×	×	×	×	○	×	×	×

······

145

第三章　兒童音樂治療評估、相關治療技巧與治療施行原則

日期：87.6.14（第六次）

次數	1	2	3	4	5	6	7	8	9	10
行為有否	×	×	○	×	×	×	○	○	×	×

......

紀錄圖表

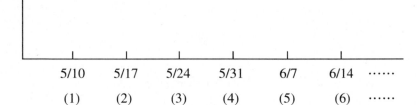

5/10　　5/17　　5/24　　5/31　　6/7　　6/14 ......

(1)　　(2)　　(3)　　(4)　　(5)　　(6) ......

附註：_____活動對 C 太困難，調整為_____。

　　　　_____增強物原為_____，不適合，改為_____。

兒童音樂治療

表 3-9　音樂治療計畫（Music Therapy Treatment Plan）

個別治療紀錄表

個案姓名：＿＿＿＿＿＿＿＿　　出生：＿＿年＿＿月＿＿日　性別：＿＿＿

填寫日期：＿＿年＿＿月＿＿日　填寫人：＿＿＿＿＿＿＿＿

長期目標：增加社會互動。

短期目標：增加初始行為（to increase initiated behavior）。

重點行為：對呼叫其姓名有回應（階段一）。

　　　　　以口語提示個案，對呼叫其姓名有 50%到 80%的回應
　　　　　（階段二）。

紀錄方式：＿＿＿＿＿＿＿＿＿＿＿＿＿＿＿＿＿＿＿＿＿＿＿＿＿＿＿＿

進行時段：音樂課間候歌時。

評量行為：個案被老師叫其姓名時，將頭、手或身體面向老師方向

紀錄分數：無任何協助（5 分），有非物質增強（如手勢、微笑）
　　　　　（4 分），口語提示（3 分），有協助道具（2 分），肢
　　　　　體提示（1 分），無反應（0 分）。

額外增減：＿＿＿＿＿＿＿內容對個案太難，另以最大可能成功性調整為

　　　　　＿＿＿＿＿＿＿＿＿＿＿＿＿＿＿＿＿＿＿＿＿＿＿＿＿＿＿＿

　　　　　＿＿＿＿＿＿＿增強物或提示不恰當，另改變為＿＿＿＿＿＿＿

147

列表如下：進行期間：自＿＿年＿＿月＿＿日至＿＿年＿＿月＿＿日

	日期	9/1										
分數	5											
	4											
	3											
	2											
	1											
	0											

矩陣列圖進行期間：自＿＿年＿＿月＿＿日至＿＿年＿＿月＿＿日

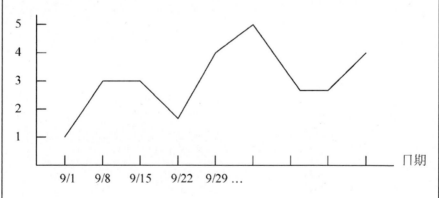

治療結論：＿＿＿＿＿＿＿＿＿＿＿＿＿＿＿＿＿＿＿＿＿＿＿＿

兒童音樂治療

表 3-10 音樂治療計畫（Music Therapy Treatment Plan）

團體治療紀錄表

個案一姓名：＿＿＿＿＿＿＿＿ 出生：＿＿年＿＿月＿＿日 性別：＿＿

個案二姓名：＿＿＿＿＿＿＿＿ 出生：＿＿年＿＿月＿＿日 性別：＿＿

個案三姓名：＿＿＿＿＿＿＿＿ 出生：＿＿年＿＿月＿＿日 性別：＿＿

個案四姓名：＿＿＿＿＿＿＿＿ 出生：＿＿年＿＿月＿＿日 性別：＿＿

填寫日期：＿＿年＿＿月＿＿日　填寫人：＿＿＿＿＿＿＿

長期目標：增加社會互動。

短期目標：增加初始行為（To increase initiated behavior）。

重點行為：對呼叫其姓名有回應（階段一）。

　　　　　以口語提示個案，對呼叫其姓名有 50% 到 80% 的回應
　　　　　（階段二）。

紀錄方式：＿＿＿＿＿＿＿＿＿＿＿＿＿＿＿＿＿＿＿＿＿＿

進行時段：音樂課問候歌時。

評量行為：個案被老師叫其姓名時，將頭、手或身體面向老師方向

紀錄分數：無任何協助（5 分），有非物質增強（如手勢、微笑）
　　　　　（4 分），口語提示（3 分），有協助道具（2 分），肢
　　　　　體提示（1 分），無反應（0 分）。

額外增減：＿＿＿＿內容對個案太難，另以最大可能成功性調整為＿＿

　　　　　＿＿＿＿＿＿＿＿＿＿＿＿＿＿＿＿＿＿＿＿＿＿＿＿＿

　　　　　＿＿＿＿增強物或提示不恰當，另改變為＿＿＿＿＿＿＿

149

列表如下：進行期間：自___年___月___日至___年___月___日

日期	9/1			9/8							
個案姓名	個案一	個案二	個案三	個案四							
分 5											
4											
3											
2											
數 1											
0											

矩陣列圖進行期間：自___年___月___日至___年___月___日

9/1　9/8　9/15　9/22　9/29 …　　　日期

治療結論：

個案一：_____

個案二：_____

個案三：_____

個案四：_____

總　結：_____

兒童音樂治療

表 3-11　兒童音樂治療數據紀錄表（Music Therapy Data Chart）

姓名＿＿＿＿＿　病歷號碼＿＿＿＿＿　出生＿＿＿＿　性別＿＿＿＿
診斷代號＿＿＿＿＿　診斷名稱＿＿＿＿＿＿＿＿＿＿＿＿＿＿＿＿

次數	日期	治療目標細目											
		1.對呼叫其姓名有回應（階段一）。 2.以口語提示個案，對呼叫其姓名有50%到80%的回應（階段二）。											
		觀察期											
1	3/1	0分						階段一					
2	3/8	0分											
3	3/16		1分										
4	3/24			2分									
累計													
平均													
		治療期											
5	4/1			2分				階段一					
6	…		1分										
7						4分							
8					3分								
9						4分							
10							5分						
11						4分							
12						4分							
13		階段二							1分				
14								0分					
15										2分			
16										3分			
17											3分		
18												4分	
19												4分	
20											3分		
21													5分
22										2分			
23												4分	
24												4分	
累計													
平均													

製作：張乃文（88.11）。

表 3-12 兒童音樂治療文字紀錄表（Music Therapy Session Recording）

姓名＿＿＿＿＿＿ 病歷號碼＿＿＿＿＿＿ 出生＿＿＿＿＿ 性別＿＿＿＿				
診斷代號＿＿＿＿＿＿ 診斷名稱＿＿＿＿＿＿＿＿＿＿＿＿＿＿＿				
日期：92.3/1(1)	方式：一對一	時間：9：00～9：30	時間長度：30 分鐘	
活動名稱	活動內容紀錄			
歌曲	問候歌個案（簡稱 C）來回眼望音響與門，無視接觸，無口語聲，表情默然，靜候歌曲活動結束。……			
樂器	鐵琴：只握棒未敲，但注視治療師（簡稱 T）敲玩；手鼓：仿敲最多三下，再複雜一些，停頓，誘導無效，仍拒絕；沙鈴搖得興奮，笑了，未能搖在節拍上。……			
肢體律動	靠牆摩墊部，肢體協助後稍微仿作幾下，回座位。……			
結尾	再見歌喜歡撥按多弦，持續約三分鐘，為今天音樂行為——樂器最久部分。無哼唱，有揮手再見。……			
92.3/8(2)	……			

製作：張乃文（1999）。

三、音樂技巧部分

(一)樂器使用

因為音樂治療師的使用治療媒介工具是各類樂器，包括聲樂、鋼琴、吉他、打擊樂器、鍵盤樂器、弦樂樂器、吹管樂器。因此治療師除了以上一至二項為主修、副修樂器到達專精程度外，其餘皆要有所涉獵。

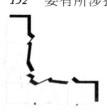

兒童音樂治療

㈡音樂要素運用

　　這部分須對音樂有某程度的訓練後，才能運用自如。須視兒童在音樂治療中表現的障礙，而決定運用何種音樂要素幫助他／她，例如：自閉症的兒童說話聲調奇怪，猶如外國人說中文，因此音樂治療師可以哼唱旋律（melodic pattern）方式，幫助個案聲調逐漸調到與一般人聲調接近。若是聽辨力弱的聽覺訊息處理異常或部分自閉症者，則以不同音高、變化音色的多樣音樂要素做聽覺訓練。

㈢以音樂即興技巧施行「同質」或「非同質」的音樂要素進行

　　「同質」是指音樂要素如速度、力度，符合行為產生相同的速度、移動、重力……。例如：自閉症在治療室敲打牆壁發出的聲音、次數、音色……，音樂治療師立即在樂器上做同樣性質音樂要素，同步出現，目的在以聲音回應個案，進而引發個案繼續其動機，產生更多的音樂行為。

㈣治療中間時期的音樂行為部分

　　1.開始／停止（start/stop）：任何音樂活動，如樂器敲打、肢體律動，均以此技巧為原則，也就是聽動的訓練。目的在於藉由聽知覺感官刺激活動，協調其他大小運動肌肉、視知覺……，學習自我控制，並由外在樂器操作、肢體操作練習過程，轉為內在情緒控制。

　　2.呼喚／回應（call/response）：藉由各種樂器或發聲設定雙方同等、接續表達機會。目的在於誘導個案增加初始行為（initial behavior），進而產生連續、順暢的聲音互動或樂器（非語言）互

動，提高學習能力。

　　3.各類音樂治療技巧：熟悉其他音樂治療不同派別之治療方式，例如：旋律聲調治療法（Melodic Intination Therapy, MIT）技巧、聽覺整合治療方法（Auditory Intergration Therapy, AIT）……（請參考第一章第四節音樂治療相關內容之方法／派別單元），可以幫助治療師有效進行「治療」，實際改善個案障礙問題。

四、兒童音樂治療分級治療訓練原則

　　因為兒童是不斷在發展，其雖有身心障礙問題，但進行音樂治療時，以清楚的不同級數，以障礙程度來區分訓練內容，是必要的。筆者將兒童音樂治療訓練大致區分為四個級數：

級數 1：用以訓練智能極重度／重度、聽知覺異常重度、中／重度發展遲緩個案。

　　目的：強調聽覺刺激、聽知覺的啟發。本級數訓練以清楚、簡單的整首音樂，來訓練聽覺整體知覺，不宜細分音樂、動作……。

　　方法：一般唱遊、兒歌教唱、搖籃曲……等結構極簡單、反覆的歌曲，配合肢體簡單一至四項反覆動作的律動。

　　節奏知覺（rhythmic senation）：音樂以$\frac{2}{4}$、$\frac{4}{4}$拍速作聽、聽律動訓練，此以左右或前後搖擺慢速度最適合。

　　旋律知覺（melodic senation）：2 phrases、4 phrases；也就是以一

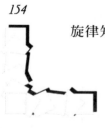

兒童音樂治療

次16～20樂句，唱／動／跳／拍／跑。

級數 2：用以訓練智能中度、聽知覺異常中度、中度發展遲緩個案。

目的：強調給予聽覺輸入（auditory input）、聽知覺基本差異訓練。

方法：一般唱遊、兒歌教唱、搖籃曲、結構簡單、反覆、有一些變化，配上肢體四至八項反覆動作的律動。

節奏知覺（rhythmic senation）：音樂以$\frac{2}{4}$拍、$\frac{4}{4}$拍、$\frac{3}{4}$拍、$\frac{6}{8}$拍速作聽、聽律動訓練，速度可從慢速、中等速度或混合兩種速度，加以訓練。

旋律知覺（melodic senation）：2 phrases、4 phrases、8 phrases、16 phrases依一次2、4、8、16個小節樂句，作唱／動／跳／拍／跑。

級數 3：用以訓練智能輕度、聽知覺異常輕度、輕度發展遲緩個案。

目的：強調自我肢體、速度、強弱……等控制／操控；基本簡單對等互動開始，稍微複雜肢體律動。

方法：開始／停止（start/stop）：唱、敲、律動。
呼叫／回應（call/response）：唱、敲、律動。

級數 4：用以訓練邊緣智能、一至二項聽知覺異常、臨界點、學習障礙、高功能自閉症、音樂天份並智力正常／極高但有情緒、創傷……等需短期輔導之個案。

155

第三章　兒童音樂治療評估、相關治療技巧與治療施行原則

目的：強調基本音樂能力訓練，包括唱音高、認敲節奏、讀認簡
　　　譜／五線譜、複雜肢體律動。
方法：歌唱訓練、打擊樂訓練、吹管樂器訓練⋯⋯。

　　以上程度是因依據聽覺能力發展、音樂潛力來排定。不同評估
出來結果的個案，設定不同治療目標，以不同程度的訓練治療。例
如：十歲小學四年級的聽覺訊息處理異常個案，因聽知覺未充分刺
激訓練，故從級數1開始訓練；六歲大班的過動症疾患，因不易控
制肢體及行為衝動性，故從級數3開始訓練；三歲的發展遲緩輕度
的早產兒，因聽覺敏銳、聽辨能力佳，具音樂潛力，故從級數3或4
開始訓練。

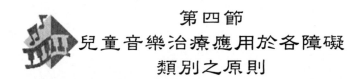

第四節
兒童音樂治療應用於各障礙
類別之原則

一、音樂治療與情緒障礙

(一)區分「情感」與「情緒」

　　一般人對「情感」的認識，常與情緒（emotion）、喜愛（affect）、喜愛過程（affect process）重疊。所謂「情感」（feeling），是指認知（cognition）、喜愛以及意動（conation），不同方面的意識狀態下經驗。當我們「覺得」有一種真實感，說不出理由的意見想法時，這是一種「認知」情感；當我們「覺得」喜愛、不喜愛，這是一種「喜愛」情感；當我們「覺得」心中有一股動機想要有所行動，這是一種「意動」情感。從人的生理來看，人們情感生活來回平衡於感性、理性之間，而情感的經驗須源自於具有明確、規律與精細的動態神經系統，這生理機制在人受到外界影像、聲音、物品、想法、感受影響後，造成心理活動。科學也許可以精細到測出心理活動所產生的生理神經變化，卻不易解釋人們對友誼、宗教、音樂、雕刻、繪畫、詩詞投諸的情感（Halsey, 1985）。

　　「情感」也常指意識下的情緒，然而要處理「情緒」問題，我們就要先清楚「情緒」是什麼。小嬰兒的害怕、發怒和愛，是人類最原始的情緒，而成人通常以喜、怒、哀、樂來形容情緒。情緒之所以存在，是因為情感的神經活動藉由外界立即性的危險等情況，做出身體的反應；藉由強烈、未滿足的慾望所產生；藉由某事物、狀態、情境所強烈引發而來。情緒也是內在大腦負責情緒的邊緣系統（見第一章，註八）的神經系統有化學物質或電位傳訊……等異狀，而顯於外在行為，如自閉症社會互動情緒表現。又身體行為的反應不一定相對應於內在情緒反應，如連續殺人犯的情緒表現。

　　情感的學習和學習語言、音樂一樣，是潛在進行的。幼童不知不覺在愉快或不愉快的語言環境中，學會說話、認字、寫字；在快

第三章　兒童音樂治療評估、相關治療技巧與治療施行原則

樂或壓力的音樂環境中，學會唱歌、敲打、律動；其中語言的符號因區域、文化、語音不同而不同，是人類複雜演進的溝通工具，而音樂的符號卻簡單易學、放諸四海、不限種族、年齡、區域，音樂尤其與其他非語言表達藝術，如繪畫、雕塑、舞蹈……等，為人們絕佳的情感學習工具。可惜的是，音樂等藝術，不像語言是必要生存的條件，在一切強調大腦新皮質認知學習為先、為重之下，音樂等藝術的學習被鄙視或忽略，或劣質地當成一種認知學習在強調，而忘記它是情感表達最直接的管道。

本篇幅敘述音樂治療處理的情緒障礙兒童，對象集中在一般情緒困擾。其中《美國聯邦法令法規》解釋的情緒障礙個案，以及嬰兒期或兒童早期反應性依附疾患（reactive attachment of infancy or early childhood）的情感性疾患，不如成人精神疾病患者複雜。

㈡情緒障礙定義

在醫學字典中，情緒障礙為情緒性障礙（emotional disorder）——以持久之異常心境狀態為主要表現的精神障礙，以及情緒病（emotional illness）——指「精神疾病」，即精神或人格方面的疾病。而在《精神疾病診斷準則》（第四版）（DSM-IV）則將情緒障礙視為：情感性疾患（mood disorders）：包括憂鬱性疾患（de-pressive disorders）、雙極性疾患（bipolar disorder）、嬰兒期或兒童早期反應性依附疾患。

另外，《美國聯邦法令法規》將情緒障礙解釋為——在長時期具下列一或多項癥候以及有某種程度不利影響到孩童教育方面的表

現時：

1. 以智力、感官、健康因素無法解釋的無能力學習。

2. 無能力與同儕及老師建立或保持滿意的人際關係。

3. 在正常情況下有不適當的行為或情感方式。

4. 常見不高興或憂鬱心情。

5. 傾向於發展與個人或學校問題相關聯的身體症狀或恐懼。

　　(" ...a condition exhibiting one or more of the following character-istics over a long period of time and to a marked degree that adversely affects a child's educational performance..."

　　1. An inability to learn that cannot be explained by intellectual, sensory, or health factors.

　　2. An inability to build or maintain satisfactory interpersonal relationships with peers and teachers.

　　3. Inappropriate types of behavior or feelings under normal circumstances.

　　4. A general pervasive mood of unhappiness or depression.

　　5. A tendency to develop physical symptoms or fears associated with personal or school problems (Code of Federal Regulations, Title 34, section 300.7(c)(4)(I)).

音樂治療所遇到的情緒問題兒童，可分兩部分：一為學齡前、後，被診斷為情緒障礙的一般孩童；另一種則是尚未被診斷為情緒

第三章　兒童音樂治療評估、相關治療技巧與治療施行原則

障礙，但有情緒困擾的身心障礙兒童。

㈢一般孩童的情緒障礙

　　有情緒障礙的孩童，一般而言，他們智力正常，學業方面表現拙於技巧性學習、學習成效低於同儕、上課不易專心、學業學習動機小；而行為會有下列幾項特徵：

　　1.**心情擺盪**：也就是有時會當場沒有原因的哭、笑、生氣，有時看起來幾乎所有時間都很憂鬱，坐在位子時常情緒空蕩、無所成事、像在做白日夢。

　　2.**平時反應**：常答非所問、持續不斷說話、不斷重複性動作、衝動地把玩物品、要做決定時判斷力較差、對自己所做的行為結果未考慮或不了解。有的個案會對病態、不健康、難以理解、令人毛骨悚然的事似乎很有興趣。

　　3.**神經官能抱怨**：心神不寧、疑心較重、妒嫉他人、常抱怨多數人不會害怕的東西／事件。

　　4.**同儕關係**：較難有朋友、不容易與人維持好的關係，且將精力一直放在打鬥、誤解、爭鬧中。

　　5.**溝通語聲**：講話速度會忽快忽慢，聲音通常也會高低大小聲變化。

㈣身心障礙兒童的情緒困擾

　　普通孩童的情感表達是直接、強烈的，遇到挫折時，難免發脾氣，但他們會模仿大人，若是平常保持情緒疏發管道、大人理性適度的處理情緒方式，都是成為幼童模仿學習的最佳對象。而身心障

兒童音樂治療

礙孩童發生情緒困擾時，分生理、心理兩部分；前者可能是專門負責掌控情緒的邊緣系統先天異狀或是病變、受傷，如腦性麻痺（cerebral palsy, CP）、自閉症（autism）、腦傷（brain injury）、癲癇（epilepsy）；而後者多半來自學習上的挫折、誤會他人說話口氣語句，這需以多一些技巧與耐心來處理。所謂處理，就是發現問題的初端，就立即要解除他們心中的生氣、害怕……，而不要累積；如果家長忽略或不當一回事，治療師都要適時、適度、適量提醒。有情緒困擾的兒童包括：注意力缺陷疾患（Attention Deficit Disorder, ADD）、行為疾患（Behavior/Conduct Disorder）、特殊才能（Gifted and Talented）、視力缺損（Visual Impairment）、小胖威力症候群（Poacler-Willi syndrome）、學習障礙（Learning Disabilities, LD）、智障（Mental Retardation, MR）、語言障礙（Speech/Language developmental delay）、讀字困難（Dyslexia）、唐氏症（Down syndrome）、妥瑞症（Tourette's Disorder）、耳聾／聽障（Deaf/Hard of Hearing）、脊柱裂（Spina Bifida），以上請見第四章的解釋。

㈤情緒障礙／困擾兒童的音樂能力

雖有個別差異，但一般而言在音樂力度表現較困難，其次是節奏，而旋律性音樂表現最佳。整體而言，情緒障礙兒童的音樂學習能力如同一般兒童一樣良好，只是治療過程重心放在他們在學習時情緒不穩定造成的行為處理。

㈥音樂治療對兒童情緒困擾、情緒障礙策略

情緒困擾的個案，多半是情感問題，傾向緩慢、隱藏、鬱悶，

第三章　兒童音樂治療評估、相關治療技巧與治療施行原則

與接觸的人對人產生較大的關聯；而情緒障礙的個案，多半是莫名其妙的情緒問題，喜、怒、哀、樂起伏較大，變化很快。與接觸的人對物產生較大的關聯，觸覺也較敏銳，容易做身體或心理立即性反彈。因此介入前必須盡量區分個案可能是情緒困擾？還是情緒障礙？當然這也不是絕對，只是若先區分一下，施行應對方式較為條理有效。面對情緒問題兒童時，可先檢視下面幾個問題：

1. 情緒困擾、情緒障礙可能來源的人、物、事件？
2. 情緒困擾、情緒障礙癥結是挫折容忍力低？長期壓抑情緒？外界改變預期？說不上有何理由？
3. 情緒困擾、情緒發作的行為模式？時間長短？

㈦音樂治療介入技巧

針對情緒困擾個案，採取階梯式或漸進式的音樂要素——力度介入，可有效協助他將內在情緒壓力轉換成外在清楚且不同等級的表達。方法可為唱或敲訓練。

1.音樂情緒力度分級：一次一種力度，剛開始是兩種對比強弱分明力度，接下來依情況慢慢增加三種、四種、五種、六種⋯⋯極弱（*ppp*）、最弱（*pp*）、弱（*p*）、中弱（*mp*）、中強（*mf*）、強（*f*）、最強（*ff*）、極強（*fff*）。

2.音樂情緒漸近分級：一次一個音做漸強（crescendo, ＜）、漸弱（diminuendo, ＞）。

3.節奏性樂器：可依同類型但大小不同的手鼓，做1.或2.訓練。

162

4.以「同質」或「非同質」音樂要素的回應，也就是治療師與個案雙方常態對等、互補、協調性音樂特性傳遞。

以上目的是透過力度訓練，幫助個案認識自己的生氣或難過，可以像敲出、叫出、唱出的大小聲一樣，有許多種，從過程中學會控制自己的情緒，漸進式表達情感。例如：唸一句我很生氣，在第二次唸時，以敲出兩聲代替「生氣」，即「我很（XX）」，接下來可試不同生氣的力度。

在執行上，依年齡處理方式不同：(1)學齡前——因年紀小，治療師要帶領著做；(2)學齡後——因年紀漸長，要適度提供個案選擇機會，也可練習遊戲抽排方式，由誰先決定選樂器、力度單位。臨床上，孩子非常喜歡在力度上加花樣，例如：我很生氣（XX）（使用力度極強*fff*），但我現在可以（少氣）（XX）一點（使用力度中強*mf*）。治療關鍵在幫助個案：(1)反射情緒；(2)情感表達多樣式；(3)情感表達等級化；(4)另建情感模式。

二、音樂治療與學習障礙

(一)學習障礙的定義

依美國聯邦政府法律（Section 300.7(c)(10) of 34 CFR Parts 300 and 303）是指「一或一種以上包括了解以及運用語言、說話或書寫能力的基本神經生物疾患（腦部結構或功能異常），這非完整學習能力顯示在聽、想、說、讀、寫、拼音或從事數學計算；如知覺感

受異常、腦傷、輕微腦部功能不全、閱讀困難、發展性失語症……均屬此範圍」（The term means a disorder in one or more of the basic psychological processes involved in understanding or in using language, spoken or written, that may manifest itself in an imperfect ability to listen, think, speak, read, write, spell, or to do mathematical calculations, including conditions such as perceptual disabilities, brain injury, minimal brain dysfunction, dyslexia, and developmental aphasia.）。

另外，「不含在上述疾患內，即學習障礙並不包括主要因視力、聽力、肢障、智障、情緒困擾以及不利的環境、文化、經濟因素導致的學習問題」（Disorders not included. The term does not include learning problems that are primarily the result of visual, hearing, or motor disabilities, of mental retardation, of emotional disturbance, or of environmental, cultural, or economic disadvantage.）。

㈡學習障礙分類

依美國精神醫學會精神疾病診斷準則手冊（Diagnostic & Statistical Manual of Mental Disorders—IV），學習疾患分為：閱讀疾患（reading disorder）、數學疾患（mathematic disorder）、文字表達疾患（disorder of written expression）、其他未註明之學習疾患（learning disorder not otherwise specified）。

㈢學習障礙兒童的音樂能力

有個別差異性，在音樂節奏、聽記方面較弱，敲鼓時，有的只能敲出平面左右的鼓面，無法敲出三度空間鼓面的鼓，這類個案並

兒童音樂治療

非肢體操作困難，而是在空間處理操作會猶豫、困惑。另外也有視覺上排列樂器或節奏卡的順序問題，有的則聽辨不出音高、唱歌時音高不準，旋律性、音韻，也會因人而異。整體而言，學習障礙兒童，對於音樂整體活動學習雖有障礙，但表現很喜歡音樂、也很渴望學習音樂技巧。

㈣音樂治療介入原則

依個案的學習障礙，仔細施以適合音樂要素方式，是音樂治療的介入原則。如果是閱讀障礙，韻律感較弱，則多以節奏訓練，且訓練時要同一要素使用不同感官來學習，就像訓練音樂要素時，要單項感官「聽」節奏、「看」節奏、「敲」節奏後，比較三者「聽」、「看」、「敲」何者最弱？為什麼？排除最弱的一項，再結合較好的另兩項。剛開始較花時間，從學習過程中治療師幫助個案摸索其特別的學習模式，會使個案了解自己學不好不是資質問題，而是其「聽」、「看」、「作」的學習模式，與其他人不太一樣，比較特別。信心也因這親自學習摸索過程而逐漸恢復。如果是「聽」（理解／反應慢）、「說」（仿音）問題，則音樂治療中的聽辨能力訓練很重要。內容分兩部分：1.同性質樂器音色聽辨訓練，如弦樂器的小提琴與大提琴；2.同樂器不同音高聽辨訓練，如鋼琴上不同音高。成效關鍵在於是否可以找出個案在何種音色下，有效聽辨音高在高、中、低哪一音域？或是一定頻率的音高，接著訓練擴展有效聽辨音域。相較於人耳朵可聽到較大範圍的音樂聲音區域（圖2-1），與較小範圍語言聲音區域，當兒童語音聽辨有困難

時，音樂聲音區域訓練是值得嘗試、深入研究的。學習障礙是一群智力不錯，學習方法特別的孩子，教他們時過程最重要，找到了屬於自己的學習方法，以後學新的事務，就會順利多了。筆者認為學習障礙仍可如一般孩童學習有興趣的樂器，只是音樂技巧教學前，一定要先找出他／她特定的學習模式，避開／減少障礙，也一樣可以悠遊在音樂國度裡。

三、音樂治療與過動疾患（一般稱過動症）

㈠過動疾患（Attention Deficit Disorder, ADD）的定義

過動疾患（ADD）是一種神經性疾病（a neurological disorder），肇因於腦中神經傳導化學物質異常。這症狀有不同的名稱，分別是：注意力缺陷疾患（Attention Deficit Disorder, ADD）、注意力缺陷疾患—過動型（Attention Deficit Disorder-Hyperactivity Type, ADDH）、注意力缺陷過動疾患（Attention Deficit Hyperactivity Disorder, ADHD）。在《精神疾病診斷準則》（第四版）（DSM-IV）手冊中，過動症三大特徵為：

1.無法持續注意力（inattention）——較快對事物失去興趣、相當容易分心、在較無趣的環境中，積極尋找刺激。

2.缺乏對衝動的控制（impulsivity）——常脫口而出、打亂社會規範、重複同一行為、不間斷的說話。

3.衝動（hyperactivity）——處於隨時離開的狀態、處於過分積極的狀態、很少處於持續的狀態、坐立不安、身軀常扭動、徘徊、

兒童音樂治療

總想要攀高、爬行、跑跳。

但一位與此疾患工作二十多年的心理師將它區分為四種程度（*You & Your ADD Child,* by Ian Wallace, 1999），筆者認為在臨床實作上，面對個案時較為實用。

1. ADHD：既不專心（inattentive），又非常衝動（impluse）、過動，此最易辨認。

2. ADD：明顯不專心，但較少衝動、過動。

3. 沒有不專心，但常衝動、過動。

4. 沒有不專心、過動的跡象，但技術上不符合精神疾病診斷準則的診斷標準。

(二)過動疾患分類

過動疾患的原因來自腦傷、情緒困擾、智障、輕微腦性麻痺。其智力在正常範圍內，然而身體表徵現象有：肢體部分會單腳站但易跌倒、左右難分、肢體活動不佳；情緒部分：挫折忍受力低；行為部分則是鹵莽、過於好動、似侵略／攻擊、衝動難控；學習上則是粗略看事物、易放棄學習、部分過動疾患背誦及說話能力不錯。相關過動疾患研究顯示：有較高比例的注意力缺陷過動疾患少年有知覺困難（perceptual difficualities）（Shaywitz & Shaywitz, 1984）、50%以上注意力缺陷過動疾患有較差的動作協調（poor motor co-or-dination）（Hartsough & Lambert, 1985），以及10-54%注意力缺陷過動疾患有表達性語言障礙（Szatmari et al., 1989; & Barkly, 1990）。

第三章　兒童音樂治療評估、相關治療技巧與治療施行原則

過動疾患分類可從其伴隨其他症狀來了解：

1. 學習方面有學習疾患約占九成，包括閱讀疾患（reading disorder）、數學疾患（mathematics disorder）、文字表達疾患（disorder of written expression）、發展性運動協調疾患（developmental coordination disorder）、語言表達疾患（expressive language disorder）、接受性—表達性混合語言疾患（mixed receptive-expressive language disorder）、音韻疾患（phonological disorder）。

2. 行為方面：對立性反抗疾患（oppositional defiant disorder, ODD）約占六成，包括常發脾氣、暴躁、易怒；經常充滿憤怒、憎恨、記仇；常因自己過失或不當舉止，而責怪他人（持續六個月以上）。

3. 情緒方面：焦慮性疾患（anxiety disorders），又分兩類，一種是過於焦慮、常在角落處在過於情緒化或過於積極狀態、可能表現過靜大於過動、可能過於專住某事物、較不能將之誘導、轉移其他事物、常數分鐘坐立不安、抓衣服、咬手指、剝腳皮、咯咯笑。另一種是表現極度焦慮、不安、苦惱（反而掩飾其真正的衝動性行為）。

㈢過動疾患兒童的音樂能力

過動疾患最大特點就是不易控制肢體衝動性，其音樂學習能力如同其正常智力一般，聽覺敏銳、聽辨力強，可學得不錯的音樂技巧，其中以爵士鼓效果較佳，小提琴較困難。若聽覺敏銳度、聽辨力兩項表現差，則很可能不是真正的過動症，而是與過動疾患部分

兒童音樂治療

症狀重疊的「聽覺訊息處理異常」（CAPD）的個案（請參考下一單元「音樂治療與聽覺訊息處理異常」）。兩者在音樂活動的表現是無論安靜或熱鬧的音樂活動，過動症身體仍動個不停，聽覺能力倒是很好，會讓人以為他根本沒在學，但實際上他都記起來了；而「聽覺訊息處理異常」也是表現動個不停，但似乎有選擇性，完全安靜又有好音色、高頻率的音樂環境與樂器，他會判若兩人；有人將外表看似安靜，私底下卻不停摸東摸西的過動症稱為「安靜型的過動症」，依筆者多年臨床經驗，可能需以「聽覺訊息處理異常」進行評估，以便施行適當治療方法。

㈣音樂治療的介入原則

針對過動疾患的一般治療方式，採用多種形式治療為原則；音樂治療的介入，也是以單元時間短、內容變化較多為施行原則。過動疾患常是私底下可能因其過動行為，影響整體，而招致損害其自尊的處罰；又加上診斷上部分疾患有語言失用現象（verbal dyspraxia），也就是與語言動作相關的唇、舌、咽……等機制控制不佳，無法運作自如，困難表達語言。因此音樂治療項目主要在聽序力、專注力、適當情緒控制、社交關係建立、建立自尊、歌唱、母音長音歌唱上。音樂使用原則有：

1.結構式音樂／音樂活動：清楚固定的活動時間，執行時設定較易達到的小目標，小目標達成後立即給予小的獎勵。同一單元中，多次數的小目標，多次數的小獎勵。

2.活動內容：多樣性、創造性的音樂課程安排、樂器提供、動

169

第三章　兒童音樂治療評估、相關治療技巧與治療施行原則

靜交替、快慢對比；大肢體移動方式採定點，但擴張性的活動方向（見圖3-4）；使用其他輔助器材主要訓練變化速度要比他身體速度再快一點。快速度大動量活動完，馬上接緩和活動，並在他快要失去興趣時，立刻更換快速度大動量活動。如此交替。

3.音樂／聲音方面治療師本身的聲調：說話速度放慢、說話中，句與句之間稍微停頓、說話音高盡量低沈穩定、口語指令重複堅定、給予口語指令前，需確定個案的注意力在治療師身上（眼睛不一定非得注視治療師，記得他／她有執行動作上的困難），使用快節奏音樂波斯卡舞曲（Polska）或其他舞曲，搭配緩和輕音樂，效果不錯。

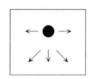

圖3-4　過動症大肢體移動方式採定點，但擴張性的活動方向

四、音樂治療與聽覺訊息處理異常

台灣目前醫療體系提到聽覺訊息處理異常，可能只有聽力師、語言治療師，或小兒神精科、耳鼻喉科醫師對它投注關心，因為這CAPD／APD不是診斷症狀名稱，未列入醫師們診斷依據——《精神疾病診斷準則》（第四版）（DSM-IV）手冊中。CAPD／APD是特教界近年來關心的對象，國外已有這方面多樣的研究，國內則有

兒童音樂治療

國立高雄師範大學特教系溝通障礙所陳小娟教授等人，多年傾力這方面的篩選評估工具研究。

為何要特別提出這類異常個案，乃因筆者實作中，從個案在音樂活動的行為反應，一直留意並懷疑部分被診斷為過動症疾患或高功能自閉症的個案，在實際臨床行為表現，與真正的過動症疾患或自閉症，有明顯的出入。尤其是經過音樂治療訓練一陣子後，真正的過動症疾患，口語清晰、聽覺敏銳、聽辨能力佳，但仍會在活動中保有其無法控制肢體衝動的問題，可是「假性」過動症疾患，進入一對一的安靜環境中，有很明顯突然知道要「安靜下來」的行為出現，對不同音色活動特別喜愛，但其聽辨能力不理想、說話發音仍不清楚、相近音常聽錯、部分語令有聽沒懂。若加上聲音聽覺學習，轉成節奏譜視覺學習後，學習成效明顯改善許多。

而「假性」自閉症的個案，行為是因聽收訊息有障礙而有看似「自閉」行為，但筆者認為因為何種因素——先天形成或是後天環境發展後形成，而產生「封閉」與「自閉」行為，必須多觀察，再作區分；區分後，仍再保持觀察。「假性」自閉症在教看五線譜敲樂器時，是靠「看」譜，敲完樂曲；而真正自閉症的個案，卻靠「聽」譜，敲完樂曲。這也就是說，「假性」過動症疾患與「假性」自閉症，均與「聽」的能力有關，他們需要安靜環境、視覺提示，甚至聲音視覺化教導。因此筆者合理懷疑，我們須更仔細、更謹慎的看待過動疾患、自閉症與聽覺訊息處理異常之間的關係。

因為臨床治療是實際與個案接觸的工作，因此身為治療師做治

第三章　兒童音樂治療評估、相關治療技巧與治療施行原則

療時，要保持敏銳觀察、獨立專業客觀判斷、隨時與其他專業交流。就如筆者首次知道聽覺訊息處理異常，正是與一位耳鼻喉科的語言治療師討論個案時，經由她傳遞相關CAPD訊息及台灣聽語學會刊物內容，不但歡喜心中疑慮有所答案，也再次經歷跨專業間討論的重要。身為治療師，並不是行為符合《精神疾病診斷準則》（第四版）（DSM-IV）幾項自閉症行為，診斷為自閉症，治療時就不加思索的以該方向進行。治療師之所以施行治療，是依個案現況行為，擁有獨立的判斷與專業知識，而非永遠依循診斷結果進行治療，因為治療師的治療對象是人，尤其對象是仍在發展中的兒童，面對的不是器官、症狀問題，而是與大腦發展相關的學習、行為現象，因此施行治療時，必須完整的看待個案，以一個全然整體性功能的改善，進行治療。

㈠聽覺訊息處理異常簡介

中樞聽覺訊息處理異常（Central Auditory Perception Disorder, CAPD，也稱Auditory Perception Disorder, APD）是指人對聲音訊息在中樞聽覺過程中，多項能力發生異狀。依據美國聽語協會（American Speech-Language-Hearing Association, ASHA）於一九九五年將中樞聽覺過程定義為：中樞聽覺過程是對下列行為現象能力之聽覺系統機制及過程：

　　一聲音耳外、耳內辨位

　　一聽覺分辨

　　一聽覺模式指認

兒童音樂治療

—聽覺的速度，包括速度解決、速度蓋避、速度整合、速度次
序
—在聽覺訊號相互競爭時的聽覺能力表現漸減
—在聽覺訊號漸弱時的聽覺表現漸減
（—Sound localization and lateralization
—Auditory discrimination
—Auditory pattern recognition
—Temporal aspects of audition, including: temporal resolution, tem-
poral masking, temporal integration, temporal ordering
—Auditory performance decrements with competing acoustic sig-
nals
—Auditory performance decrements with degraded acoustic sig-
nals.）

　　CAPD發生的原因有因老化、腫瘤、早產、中風的神經情況改
變（neurological condition）、中樞聽覺路徑延遲成熟（delayed ma-
turation of central auditory pathways）、發展異常（developmental ab-
normalities）：如過動疾患，學習障礙。特徵有：困難跟隨口語指
令、對聽覺訊息反應不一致、長／短期記憶弱、在持續聽覺工作中
易疲乏、在吵雜環境或快速語音中表現聽方面的挫折／困難、分
心、課業學習不佳、相近語音易混淆、有聽沒懂、對聲音會過度反
應、對於環境中的雜訊接收大於對主要訊息的接收。而聽覺訊息處

173

理異常者在聽覺能力可能有聽覺轉譯缺失（auditory decoding deficit）、整合缺失（integration deficit）、速度模式缺失（temporal patterning deficit）等。

㈡一般 CAPD 處置與治療方法

目前因聽覺所表現出來的大腦相關功能語言、認知層面很廣，相關的測驗也很多，並無單一標準測驗，診斷與治療方法也很少施行，尚未被廣泛重視。

巴米歐等人（Bamiou et al., 2001）主張有四種CAPD的訓練方式：

1.信號加強步驟：減少背景噪音、減少回聲程度、使用個人或教室調頻系統（FM system）之聽助器材。

2.聽覺訓練：正式訓練有兩種，一是Earobics（Cognitive Concepts, Inc., 1997; http://www.earobics.com/），這訓練集中在聲韻譯解和聲韻意識；前者是將聲音結構化傳入儲存記憶，後者是較有意識注意與能力去操作聲韻之節段的字母拼法。另一種是Fast For Word（Scientific Learning Corporation, 1997; http://www.scilearn.com/）兩種。是建基在認知神經學家及臨床心理師Paula Tallal博士之研究，利用電腦遊戲中聽覺性的改變語言，以慢速度最突出的調頻特徵聲音，幫助孩子聽辨與理解語言。最後的聽覺訓練是平常家中，就可自行做的子／母音訓練。

3.語言步驟：增加字彙訓練。

4.認知步驟：也就是讀一個字／詞／句、製作與該字／詞／句相關的圖像、口語解釋描繪的該圖像、檢閱評定圖像或口述是否完

兒童音樂治療

整，重複下一個句子的同樣方法練習，此稱RIDER（Read, make an Image, Describe image, Evaluate for completeness, Repeat for next sentence）。

貝理斯（Bellis, T., 1996）則認為需以下列方式訓練CAPD的聽覺能力：

1.**環境及教室的修正**：包括使用個人／教室FM系統、上課坐的位置、黑板文字／手勢提示、事先預習……。

2.**治療／矯正活動**：聽覺閉鎖活動（auditory closure activity）、音素訓練（phoneme training）（註四）、（詩歌）韻律訓練（prosody training）、速度模式訓練（temporal patterning training）、音樂治療的兩半腦相互往來練習（interhemispheric exercise）。

3.**補償策略**：包括激發動機、轉被動為主動聽者、教導問題解決技巧、去除／減弱特定噪音音源、老師說話的強度……。

貝理斯這裡指的座位位置，不一定離老師或黑板愈近愈好，而是指教室中，接收台前聲音音響傳播，對CAPD個案而言，聽的效果最好的座位。但每個教室設備、音響效果、迴聲、推排物品不同，沒有絕對的標準。因此每隔一陣子讓同學前、後、左、右（不只是臨近的前、後、左、右）換一下座位，對同學是有利的。筆者曾有一位疑似CAPD個案，坐在他班上，面對台上老師的左邊最後方，聽的效果比原先坐在第一排要好。但也有個案是坐在班上面對

175

台上老師的右邊第四排方向，效果較佳。

　　貝理斯在CAPD治療／矯正相關活動時，特別在「兩半腦相互往來練習」中，提到使用「音樂治療」。雖然他只提到音樂治療對孩子而言，是有趣的活動，並未詳述為何「兩半腦相互往來練習」是音樂治療的理由。筆者推斷，貝理斯對音樂治療只知其一，不知其二，其實他所列舉的其餘聽覺閉鎖活動、音素訓練、（詩歌）韻律訓練、速度模式訓練，都是兒童音樂治療項目中，重要訓練治療項目。例如：兒歌部分尾音的接唱，兒詩部分尾字的接唸（接中間音／字也可以，但較尾音／字更進階一層訓練治療），就是一種聽覺閉鎖活動；唱歌發聲前的音階上下行（註五）子音「ㄅㄚ—ㄅㄚ—ㄅㄚ」（音高Do—Do—Do）、「ㄊㄚ—ㄊㄚ—ㄊㄚ」（音高Re—Re—Re）、「ㄅㄚ—ㄅㄚ—ㄅㄚ」（音高Mi—Mi—Mi）、「ㄊㄚ—ㄊㄚ—ㄊㄚ」（音高Fa—Fa—Fa）……，這就是一種有音樂音高的音素練習，這會比純粹語言聲音的音素訓練來得有趣，且持續性較佳；而音樂治療中的節奏訓練正是速度模式訓練。

　　為何音樂治療是「兩半腦相互往來練習」最佳活動治療？因為大腦左與右兩半腦分別支配人體功能的右與左半側，也就是左半腦與右半側肢體功能有關，反之則右半腦與左半側肢體功能有關；而音樂治療相關活動，如：左右手交替打鼓、彈琴、左右兩邊大肢體律動、唱歌（旋律聲調）、唸兒詩（節奏），需要通過聯繫兩腦間的胼胝體（corpus callosum），活絡兩邊大腦訊息相互聯繫活動。因此音樂治療當然是「兩半腦相互往來練習」最佳的活動治療。

兒童音樂治療

音樂治療是「兩半腦相互往來練習」最佳的活動治療。

㈢音樂治療對 CAPD 處置與治療方法

音樂治療評估活動初次篩檢時就會發現問題，例如：發音不清、有聽沒懂、呼名不／少應、聽記力弱、聽唱力弱、聽唸力弱、聽敲力弱、聽辨音高弱但聽辨音色可／佳、反應慢半拍但肢體律動跟上速度。此時若懷疑是CAPD，可先轉介耳鼻喉科、聽力師、機構做相關基本聽力檢查，若無聽力問題，且排除周圍神經聽力障礙問題後，轉介作行為中樞聽覺相關電生理測驗，然後進行音樂治療。

若是平常就懷疑是有CAPD的現象，也無機會做中樞聽覺相關電生理測驗（聽力測驗則一定要先作），不妨直接就做音樂治療的聽覺訓練。方法如下：

1. 肢體律動：聽動注意力訓練、自我肢體控制（動態行為修正法）、韻律訓練。
2. 歌唱：聲音模仿訓練（語言前期）、母音發聲練習、聲調旋律性歌唱、聽覺閉鎖接唱訓練。
3. 樂器敲打：體外辨位訓練（音源訓練）、速度節奏訓練、長

第三章　兒童音樂治療評估、相關治療技巧與治療施行原則

／短聽覺記憶訓練、聽覺整合能力訓練、兩半腦手部區域互

　　　往訓練（像鼓棒交叉練習敲鼓）。

　4. 說唸：發聲韻律訓練、子音發聲分辨訓練。

　5. 認譜訓練：節奏卡、簡譜、五線譜。

　6. 其他創造、即興、非語言表達訓練。

　　以上均利用音樂要素，即音高、節奏、強弱、音色、和聲來進
行聽覺相關訓練。

㈣音樂治療依年齡對於預防 CAPD 之建議

　　說話的語音和聽到的音樂，都是由耳朵接收，由嘴巴說／唱／
唸傳出。音樂的聲音較語言的聲音音域廣且變化豐富，音樂治療的
訓練正巧可以彌補七歲以下，語言應用尚未成熟，或是有語言障
礙、聽知覺障礙的小朋友。有關聽知覺問題，也許「聽覺訊息處理
異常」不是疾病，不是器官問題，在門診短時間內做診斷是種挑
戰，而「聽覺訊息處理異常」是一種在教學或治療時，與學生／個
案相處時間較長下，會產生疑惑的現象。這也是目前教學特教界的
老師似乎較醫師對於「聽覺訊息處理異常」現象，花費較多心力在
研究與重視這問題上的原因。

　　臨床經驗中，CAPD在三歲以前就會有部分症狀出現，因此建
議一般零至三歲的幼童，依年齡發展，常做多樣變化性聲音遊戲，
而母親是最佳的施行者。三至六歲的幼童則依年齡發展，增加聽
記、聽敲、聽動、聽唸、聽唱的複雜性（請參考第二章第四節兒童

兒童音樂治療

早期音樂能力發展之內容及相關圖表）。學齡以後，也就是七歲以上，上了學，問題現象才愈來愈明顯，若學習情況不穩定，須多加留意；這年齡階段可提供個案聽覺能力中的弱勢，予以節奏視覺化、音高視覺化、拍速視覺化，也就是將聽的訊息轉為視覺訊息；另一方面找出個案聽覺能力中的優勢，配合聽、聽唱、聽敲、聽唸等訓練，外加聲音創造性活動。當然，愈小訓練成效愈好。而訓練時的硬體設備要注意隔音、避免回音干擾，最初最好先接受一對一治療，等個人症狀改善後，再視情況逐步進入小團體、大團體。

㈤音樂治療未來在 CAPD 可努力的方向

目前國內沒有研發篩選CAPD相關音樂（聲音、音高、節奏……）測驗，也沒有CAPD音樂評估測驗研究，這都是對CAPD有興趣的專業相關人員可以努力的方向，另外，發展一套依CAPD缺失症狀，制定音樂治療系統化聽覺治療機制，更是音樂治療師義不容辭的事。

五、音樂治療與肢體動作協調障礙

接受音樂治療的肢體動作協調障礙兒童，通常有三種類別：

㈠單純某部分肢體輕微障礙，卻有嚴重心理障礙者

在第一類型的肢體障礙兒童中，例如：因母親生產的產程中，胎兒右手臂叢神經受傷，造成部分右手臂施力困難、部分手指功能不全，但智力正常的孩子。父母很容易因歉疚、補償的心態，只要孩子不順心發脾氣，父母親如果選擇以安撫、溺愛、放縱的方式處

理問題，時間一久，孩子較容易以發脾氣的方式，得到想要的事物，反而未從父母身上學會以適當的說話口氣、內容、態度，來表達自我需求，如此容易衍生嚴重情緒、行為問題產生。

　　從音樂治療的角度處理這類個案，音樂治療是以情緒障礙處理（請參考第三章第四節之一音樂治療與情緒障礙），但同時施以音樂技巧教學；也就是治療目標重點放在排除產生情緒、行為的真正原因，其次是幫助個案加一些必要輔具，來學習個案喜歡的某一樂器，如鋼琴、打鼓……，學著接受自己「不完美」卻仍可進行與同儕一樣的音樂學習，以增加自信心。如果個案是整個手臂活動弱，則可以打擊樂為主要學習，加強手背（臂）力量；如果只有手指活動弱，則可以嘗試小提琴（左手指弱就較困難，因小提琴是以左手指按弦）。這些過程，重要在於陪伴個案因操作動作引起情緒反彈的當場處理技巧。治療師並需注意個案增加輔具器材後的拉弓或按琴鍵的施力點，是否練習時較為舒適，如果情緒表達仍須處理，則將情緒發作時轉移到與大鼓的力度「對話」、建立擁有自己的「生氣時間」、「生氣角落」、「生氣樂器」。要特別提醒的是，當個案彈奏、敲擊樂器，與動作本身操作有關係時，需要請教資深的物理治療師，提供不會傷害到個案小肢體的動作範圍內或其他動作之建議，音樂治療師再來安排可行的樂器練習。

(二)腦性麻痺的肢體障礙者

　　在第二類型的肢體障礙腦性麻痺兒童中，我們首先要了解腦性麻痺它不是疾病（disease），而是一種慢性、非進行式的行動或姿

勢的控制失調（disorder）。它有幾種分類方法：

如果依據受影響的肢體，則分為（Scherzer & Tscharnuter, 1982）：

1. 單肢麻痺（Monoplegia）——四肢中任一肢。

2. 半身麻痺（Hemiplegia）——左或右半邊。

3. 雙下肢麻痺（Paraplegia）——雙腳。

4. 四肢麻痺（Quardriplegia）——四肢。

5. 雙邊麻痺（Diplegia）——四肢伴隨較輕的雙上肢。

如果依據臨床徵候分為（Molnar, 1985）：

1. 痙攣型腦性麻痺（Spastic C. P.）——包括：半身麻痺、四肢麻痺、雙邊麻痺。

2. 運動失張型（Dyskinetic forms CP）腦性麻痺——包括：(1)徐動型（athetosis）：臉及四肢慢且扭曲的動作；(2)失張型（Dystonia）：節奏性扭曲的歪扭（rhythmic, twisting distortions），造成姿勢無法控制、緩慢的動作；(3)舞蹈型（choreiform movements）：通常在臉及四肢的快速、抽搐、不規則的動作；(4)巴里司慕斯型（ballismus）：大幅度四肢粗劣連打、揮舞的動作（coarse flailing or flinging motion）；與(5)震顫型（tremor）：頭及四肢小幅抖動動作（fine shaking motion）。

因為腦性麻痺兒童最大問題在於肢體部分，這是屬於物理治療（physical therapy, PT）的專業，筆者認為有必要先了解物理治療對

第三章　兒童音樂治療評估、相關治療技巧與治療施行原則

腦性麻痺兒童治療目的（Tecklin, 1999），再來談音樂治療對腦性麻痺兒童的幫助。

1.痙攣型腦性麻痺

問題在於其軀幹肌肉組織呈低張力狀態（非全部個案）、肢體動作僵化／固定／緩慢／費力、心理害怕移動⋯⋯。物理治療目的在避免僵直姿勢、避免相關不適當反射、增加軀體肌肉組織張力（非全部個案）、增加四肢動作最大移動範圍、進行動作上重量負荷的預備練習、嘗試較多不同類型區分的動作模式、不同動作經驗的準備、不同位置／速度／方向的練習。

2.運動失張之徐動型腦性麻痺

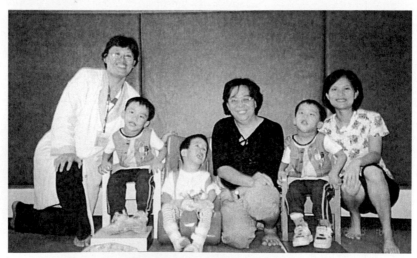

照片3-1　作者與邱浩安等腦性麻痺個案及其家長合影

兒童音樂治療

問題有非意志的肢體動作、在姿勢／動作上不對稱、缺乏漸進動作、頭與軀幹上肢動作問題大於下肢……。物理治療目的在於平衡姿勢的肌（肉）張力（muscle tone）、發展中線（middle line）及對稱的肌肉動作、增加從中線位置外移的肌肉控制，動作轉換中不同範圍的維持（holding）姿勢或動作、練習緩和漸進動作、穩定軀幹的頭部獨立動作、發展緩和協調性的自動反射。

3.運動失調型腦性麻痺

問題在於肌肉低張力、較差的同時收縮（co-contraction）及保持姿勢的維持。物理治療目的在於平衡姿勢的肌（肉）張力、發展緩和協調性的自動反射、中線以及經由動作範圍來保持姿勢維持的暫時性。

4.低張型腦性麻痺

問題在於頭部控制弱、不理想的軀幹穩定及控制、呼吸淺、沒有／緩慢的保護自身反應／平衡反應、保護性伸直反應（protective extensor）。物理治療目的在於穩定的關節、增加姿勢的肌（肉）張力、改善自動反應、改善頭及軀體控制以抗地心引力、在重力消除姿勢與反地心引力姿勢下，促使軀幹穩定並緩和四肢協調動作。

音樂治療對第二類型腦性麻痺的肢體障礙兒童施行原則是：以不同重量樂器，如沙鈴輕、雪鈴重，來逐漸增加手部抓握力、重量負荷及操作力以及增加雙手橫跨中線交換樂器的平順操作；以旋律來引導漸進的動作步驟、支持上半肢重心移動的持續力；以肢體律動，增加四肢動作移動範圍；以慢速度歌曲增加深呼吸練習；以節

第三章 兒童音樂治療評估、相關治療技巧與治療施行原則

奏訓練不同動作經驗的準備——不同位置、速度、方向、力度。音樂治療活動也可以結合其動作部分較簡單、反覆動作操作時，轉移對單調、重複、疼痛的注意力，給予心理、精神、情緒上的鼓勵支持與愉悅治療學習環境。另外，第一章介紹的「節奏性聽覺刺激法」也能幫助腦性麻痺兒童，在時間節奏上，做步態訓練（參考第一章第四節之六）。

面對腦性麻痺兒童，如果音樂治療目標是增進認知、聽覺能力訓練，不需要太多大肢體操作時，則音樂治療師直接進行無妨；但如果治療目標是肢體律動、步態節奏訓練，需要較多大肢體操作時，理想的狀況下最好是兩種治療師一起進行活動，音樂治療師負責音樂部分、現場速度進行、音樂部分指導語……，而物理治療師負責腦性麻痺的肢體操作部分，如此腦性麻痺兒童同時擁有正確音樂要素的提供、聽覺多種能力的開發、有趣適當的聲音環境掌控，同時進行他／她最重要的肢體復健，讓個案得到最大獲利。

筆者曾和物理治療師嘗試性合作，針對願意付費（音樂治療部分是自費，健保並沒有「音樂治療」項目可給付）的肢體障礙兒童（因是付費式，在對象上只能限定肢體障礙兒童），部分伴隨認知問題，做了團體性結合音樂治療與物理治療兩種治療同時進行的實驗，主要目的是比較這些孩子在音樂治療去除噪音，並有音樂性的活動進行的環境中做肢體復健，與在物理治療開放空間下做肢體復健，其情緒、學習動機與活動參加持續力是否增加，部分心得提供給日後有興趣做更深入研究的專業人員參考。

兒童音樂治療

以下是大致內容：

對象：八位一歲半至七歲，包括雷特氏（Rett's syndrome）症、腦性麻痺、肢體障礙混合其他障礙……等早產、出生後數月高燒、抽筋、休克、腦膜炎的肢體障礙兒童。

評估工具：《粗動作功能量表》（Gross Motor Function Measure, GMFM）由一名物理治療師執行；音樂治療以個人每次參與性、情緒表現與家長反應三項均是0～5分範圍勾選方式，為評估、治療紀錄。

時間：xx年四月至六月每週三下午1：40至2：30（五十分鐘），共十二次。

地點：音樂治療室。

費用：物理治療健保計費，音樂治療每人每次二百五十元（音樂治療在復健項目沒有健保給付，故需自費）。

方式：一位音樂治療師負責活動設計、音樂／樂器／控制全程速度與重點音樂活動帶領人；兩位物理治療師（因有四位重度、兩位中度、兩位輕度肢體障礙兒童）負責治療活動中兒童肢體動作指導、部分活動動作示範及帶領人。

心得：

1.四位肢體障礙兒童低功能者，做團體式及爬行動作時，因物理治療人力不足、音樂治療室空間場地狹窄、重複性動作需較長時間完成，而顯得較少顧及到他們的需求。

2.物理治療師在治療活動中肢體復健動作時，因每個孩子個別化分配時間不夠，只能做較粗淺簡單的動作。

第三章　兒童音樂治療評估、相關治療技巧與治療施行原則

3.個案A在單獨物理治療環境時，步伐凌亂，不願被物理治療師牽手進行行走練習，但在兩種治療合併環境中，因有音樂旋律進行，個案聽循音樂中節奏重音，主動願意被物理治療師牽手行走，且主動調整步伐，跟著音樂節奏正確邁步。

4.個案B增加動作的完成性與單肢動作（學會一手撐住椅子，一手敲樂器）操作控制。

5.在音樂進行中，個案動作與動作之間較為流暢，也就是上一個動作轉換到下一個動作較平順。

6.當物理治療師口語是主要指令時較單調、片段；而當音樂治療師口語及音樂交替為主要指令時較豐富、連續。

7.個案們有期待感、參與度與自身回饋（self-feedback）增加、自信心增強、學習情緒高。

8.兩種治療合併時使用評估工具的適當性，也就是使用《大肢體功能量表》（GFMA）、還是使用《大肢體操作表現量表》（Gross Motor Performance Measure, GMPM）？或者是《音樂治療行為量表》？還是綜合兩者？也就是說，依著不同的治療目的使用評估工具時，是否雙方的評估都進行，或只依目的而選擇其中一項治療評估工具？

9.個案在參與性部分，肢體功能較好的參與性進步幅度較肢體功能弱的大；情緒表現部分，無論肢體、認知程度，大部分呈上揚狀態；家長反應八成均表示滿意。至於音樂部分，宜選$\frac{2}{4}$和$\frac{4}{4}$拍為主的音樂，且現場彈奏音樂效果比播放錄音帶／CD，個案與治療師

兒童音樂治療

互動效果較佳。

10.四位肢體障礙兒童低功能者對兩位物理治療師的負擔較重，而較無法顧全肢體較輕的個案。而兩種治療師角色的工作進行順暢，均覺得適當、滿意。

㈢自閉症近親──亞斯伯格症（Asperger Syndrome）

在第三類型的肢體動作協調困難兒童，自閉症的近親──亞斯伯格症（Asperger Syndrome, AS）是由維也納小兒科醫師Hans Asperger於六十多年前首次發表定義，其特殊能力與行為發生在男孩身上，包括缺乏共同感受、建立友誼能力弱、單向對話、執著特殊興趣與動作笨拙；但語言和智力方面，不同於多數自閉症，仍可正常發展（Attwood, 1998）。部分亞斯伯格症，除了其特點是無法對社會情境做出適當反應外，還會有小肢體操作方向、肢體協調問題以及較掌握不住肢體動作的速率。音樂節奏方面，在跟拍速度上，常會慢半拍（off beat）。面對此類型的兒童，聽覺相關能力是主要治療目標，適合先採聆聽清楚節拍的音樂，但切分音及附點音符於初期訓練時暫不適合。聆聽之後，使用聽唱方式，使用到的是唇舌動作控制，而唱是以單一字音，如ㄅㄚ、ㄅㄚ、ㄅㄚ，配合音樂進行唱旋律；此部分順利後，進行聽敲，使用到的是小肢體動作的控制，再加上之前已有聆聽、聽唱基礎，聽敲節奏應會較為順利；最後才是肢體律動，使用到的是大肢體動作控制。這部分剛開始時可以以跳床訓練個案上下彈跳的身體感覺，與屈膝用力做下一動作預備與力量的控制。跳床訓練後再回到墊子上，可以改善他慢半拍的

特性與增進肢體協調效果。

孩子不是我們的問題，
我們卻是孩子的答案。

六、音樂治療與自閉症

依《精神疾病診斷準則》（第四版）（DSM-IV），自閉症屬於廣泛性發展疾患（Pervasive Developmental Disorder, PDD）的一種，綜合感覺運動（sensorimotor）及行為異常。同類型PDD尚有雷特氏症疾患（Rett's disorder）、幼年非整合疾患（childhood disintegrative disorder）、亞斯伯格疾患。初期理論是指父母特異人格特質，或精神病態，無力提供適當教養，致使兒童社會性退縮。之後另一理論焦點則在遺傳及生物因素上。近代較接受自閉症肇因於器官腦部病理（organic brain pathology）之理論因素。「自閉症」（autism）於一九四三年由李歐·康納（Leo Kanner）博士正式命名提出後，眾人開始對此類症狀的孩童，投以關注，並有更多的了解。美國心理協會（the American Psychological Association）並於一九九四年將自閉症症狀定義為下列項目：正常外觀（normal appearance）、無語（mutism）、不同尋常語言（atypical language）、固執（rigid）、模式化把玩小物體（stereotyped play with small ob-

兒童音樂治療

ject）、缺乏想像（lack of imagination）、始於嬰兒期或幼兒期（infancy or childhood onset）、失去聯想（loose association）……。

　　自閉症的發生可以在任何種族、社會經濟及智能家庭背景中。每一萬人中就有四到五人；男女比例為四比一（the National Society for Autistic Children, NSAC, 1980）。自閉症症狀為：

　　1.幼兒初期的社會互動和語言發展有遲緩或不正常跡象，部分到三歲才會玩耍。

　　2.社會互動中，多樣性非語言行為（如眼對眼注視）缺乏或不足，難以有同儕關係的適當發展程度、缺乏主動與人分享喜樂的表達，缺乏社交／情緒的相互往來。

　　3.溝通質量方面也有異狀，例如：說話語言完全沒有發展出來，或語言遲緩、無法保持適當對話、有固定模式及重複性特殊語言，並缺乏同時間即時仿作。

　　4.行為方面表現固著及重複性肢體動作，堅持保持物品最初接觸時的原擺放位置。

　　而自閉症大部分表現有智力障礙問題，但也有表現特異的音樂才能、計算能力……。成年以後的自閉症患者中，經濟能力方面有70%的自閉症收入不佳，15%收入尚可，15%收入滿意（Kay, 2000）。

　　至於音樂治療用於自閉症的專業文章中，在美國音樂治療協會（The American Music Therapy Association, AMTA）一九九四年出版

第三章　兒童音樂治療評估、相關治療技巧與治療施行原則

的專業音樂治療期刊 *Journal of Music Therapy* 中，作者L. E. Cindy提到以諾多夫羅賓斯式的即興音樂治療方式（請參考第一章第四節之六），幫助六至九歲的十一位自閉症孩童，增加其溝通行為。另一篇是一九九五年音樂治療期刊，作者E. M. Buday針對十位學齡的自閉症孩童，以旋律及節奏方式，教導其做語言的仿說，結果顯示以旋律方式介入，大大提高仿說發音的正確性。美國音樂治療協會出版的另一專業音樂治療期刊 *Music Therapy Perspectives* 中，一九九三年由 M. J. Kostka研究比較一位九歲自閉症男孩的三項行為——手臂擺動（arm flapping）、上半身身體搖晃（upper body swaying）、適當參與（appropriate participation）行為，分別在上特殊教育的音樂課與一般音樂課的差異；結果顯示該三項行為，在一般音樂課時均減少許多；這即表示該三項屬於焦躁情緒產生之不適切行為，在上特殊教育的音樂課時，出現頻率較多。該作者指出本個案將他回歸主流（mainstream）參與同年齡的音樂課，比安排在特殊教育的音樂課的幫助要大。另外作者也提出特殊教育的音樂課活動項目中，包括歌唱、敲打、肢體活動、傾聽時，該自閉症男孩大部分專注於傾聽項目。這顯示該位自閉症男孩的音樂行為反應，僅表現在最初階段——傾聽而已。

　　依筆者對一般現今自閉症兒童的音樂教學觀察，可能因機構本身經費人力之故，較偏向團體性節奏敲打，對於提升大多數的自閉症孩童音樂學習能力有限；又因筆者實作中發現，自閉症的音樂學習效果，遠超過我們一般所認為的多，只要方法用對了，他們的音

兒童音樂治療

樂能力可發展到看簡譜、甚至於看五線譜。尤其遇到有音樂天份的自閉症，有的在鋼琴上表現絕佳，有的則是在仿唱上，其音樂性表現令人讚嘆不已。因此為了提高大多數的自閉症孩童音樂學習能力，特別研究教導自閉症兒童的音樂治療教學法，稱為「特殊兒童的旋律暨視（簡）譜教學法」，並以論文方式發表在第一屆早期療育論壇。論文節錄部分如下：

在早期研究中，人的右腦對於旋律的處理過程中表現較為活躍，而節奏在左腦處理較佳（Kimura, D., 1994; Damasio A. & Damasio H, 1977）；而左腦處理非語言性的聽覺節奏似乎與左腦掌管的右手慣用手行動的技巧表現較為接近（Natale, 1977）。但是到了近年來的研究，J. P. Scartelll（1991）更清楚指出音樂中的節奏刺激皮質下腦部（subcortical brain）活動，這會升高大腦邊緣系統（limbic system）活動及增加皮質（cortical）活動。而 Zatorre（1998）卻認為音樂的知覺理解似乎需要整合左、右腦功能，其中在皮質下（subcortical）參與最佳；然而他認為處理音樂的過程是個複雜的工作，不是簡單區分左、右腦功能就能解釋的。

另一方面，Dawson（1996）指出自閉症涵蓋了廣泛的腦部機能障礙（brain dysfunction），而且是在皮質與皮質下層級（cortical & subcortical levels）。無論一般音樂是如何透過聽覺器官，傳導入中樞神經後，在腦部起了如何運作；在臨床實作上，多數自閉症兒童的確對音樂有特別的行為及情緒反應。又自閉症兒童

第三章　兒童音樂治療評估、相關治療技巧與治療施行原則

在溝通模式上有其特異性，不易使用口語溝通達到教學目的，必須配合其他字卡、圖卡、手勢⋯⋯等輔具教材，幫助其學習。而音樂是一種非語言的工具，有其一套特定的系統性通用符號，這些符號可代表快慢／長短的時間，高低／左右／上下／前後的方位空間，也有強弱的力度，非常適用於有溝通障礙的此類患者。

筆者研究一項「特殊兒童的旋律暨視（簡）譜教學法」，其主要目的在介紹實際方法，教導自閉症兒童如何有效的學習旋律性音樂暨學習看簡譜的能力，並將之在樂器上敲（搖）出來，進而培養休閒技能，促使自閉症兒童音樂能力的學習，由初階的傾聽或是簡單的被動模式性敲打樂器，提升至較有挑戰性認知理解的認譜敲奏樂器程度，來擴大學習音樂的範圍，增進學習能力與非語言性的溝通方式，並助其能在情感上藉由音樂適度表達。

使用「特殊兒童的旋律暨視（簡）譜教學法」須先了解相關樂譜，以及為何要施用此法。中國古代樂譜是以文字記載，稱為「文字譜」，較難廣為應用；而西方的記譜是使用「五線譜」，也須花費時日學習。反觀簡單易學的「簡譜」，是以阿拉伯數字 1、2、3、4、5、6、7 代表 Do、Re、Mi、Fa、Sol、La、Si。另外在數字的上方加「‧」表示同一個音，但是高八度音高；若在下方加「‧」表示同一個音，但是低八度音高；因此「$\underset{\cdot}{1}1\overset{\cdot}{1}$」即分別代表低、中、高等不同音高的Do。若在數字右邊加「‧」表示比原來音的長度再增長二分之一長；若在數字下方加「—」表示比原來音的長度減少二分之一音長；因此「1‧」即代表在 $\frac{4}{4}$ 拍號

兒童音樂治療

中Do的長度是一拍半；而「1」即代表在$\frac{4}{4}$拍號中Do的長度則是半拍。這「簡譜」是一般人學習簡單認譜的方法，也是特殊兒童教學上的有利工具，可廣泛使用；另外簡譜也是國外民族音樂學者在在稱道的音樂記譜、認譜法。

另外根據Rosemary Crossley（Biklen, 1990）認為自閉症患者是基本神經性的缺損（a neurologically based deficit），其不是理解問題，而是表達缺損，因此強調介入方式，須以促進溝通為主。綜覽各研究與文獻，結構式介入方式（structured intervention approaches）是最被建議使用於自閉症的教學法。而且，大家也逐漸接受自閉症兒童確實在語言上有障礙，進而將焦點從語言教學轉向如何開發其另外不同溝通方式的管道。另外，前面提到的一九九四年音樂治療期刊 *Journal of Music Therapy* 作者Cindy Lu Edgerton也提到結構式音樂治療介入，會致使自閉症兒童有正向效果產生，這包括前社會行為（prosocial behaviors）、注意力（attention span）、自我表達（self expression）、智能（mental age）、自發性語言（spontaneous speech）、聲音模仿技巧（vocal imitation skills）、人際關係（interpersonal relationships）、工作正確性（task accuracy）。而「特殊兒童的旋律暨視（簡）譜教學法」正是屬結構式音樂治療性質。該方法亦以論文方式發表在第一屆中華民國發展遲緩早期療育論壇上。

此法適用對象有配對能力的自閉症兒童，或同等能力的其他類別特殊障礙兒童。教材方面須準備：

第三章　兒童音樂治療評估、相關治療技巧與治療施行原則

1.彩色手搖鐘C、D、E、F、G等五個或音磚C、D、E、F、G等五個（依個案興趣／能力選用）。

2.10×7cm 硬卡紙五張，分別寫上1、2、3、4、5等阿拉伯（簡譜）數字，並加以護貝。

3.另製作60×40 cm一張白底黑字的〈小蜜蜂〉簡譜。

「特殊兒童的旋律暨視（簡）譜教學法」方法細則步驟如下：

1.按個案的面向方位，由左到右將數字卡1、2、3、4、5及彩色手搖鐘（或音磚）C、D、E、F、G，分別依音階次序排成上下兩列。如圖3-5：

治療師

數字卡　1、2、3、4、5

樂器　　C、D、E、F、G

個案

圖3-5

2.治療師以手指著數字卡「1」後，搖（敲）相對的樂器「C」，然後唱出該音正確音高。例如：數字卡「1」，搖紅色手搖鐘「C」，然後唱「Do」。如此反覆示範每一音，但不一定要按照C、D、E、F、G順序練習。

3.示範多次後，治療師指著數字卡「1」唱「Do」後，協助

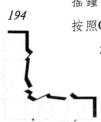

兒童音樂治療

誘導個案搖（敲）出相對的樂器「C」，其他音亦同此法。

4. 第三步驟練習數次後，治療師收回所有數字卡，然後唱「Do」並敲出相對的樂器「C」後，才放下數字卡「1」，其他音亦同此法。示範多次後，治療師唱「Do」並敲出相對的樂器「C」後，將數字卡「1」交給個案，由個案放置正確的位置。其他音亦同此法。若個案不理解，治療師可從肢體協助→口語協助→手勢協助→直到獨立完成，將數字卡放置正確的位置。

5. 第四步驟練習數次後，治療師唱「Do」並顯示數字卡「1」，由個案敲出相對的樂器「C」。若個案不理解，協助方法同上。

6. 以上練習由生疏至熟稔，個案的反應時間也縮短。

7. 當個案熟悉Do─Re─Mi─Fa─Sol與1、2、3、4、5的配對關係後，可試用「533─」、「422─」等小樂句為一單位練習。

8. 等個案跟得上小樂句一般速度時，就可使用60×40 cm〈小蜜蜂〉簡譜，搖（敲）出音樂性旋律。

此教學法依個案理解能力，一週上課一次，一次二十至三十分鐘，快則四至六次可學會，慢則八至十次。多數個案均能完全將旋律搖（敲）出。意外的是，此旋律性的音樂練習，會誘導部分自閉症個案有主動發聲或跟著旋律哼唱的現象，此現象呼應了先前所述之結構式音樂治療技巧，可誘導自閉症兒童有自發性語言產生。若有此一現象發生時，可進一步適度的誘導其玩仿聲遊

戲，再逐漸使用「自己的聲音」來做聲音（語言）的溝通。

　　部分需要注意的是：無需太要求個案唱準音高或是節奏分秒不差，而本方法也可將C大調音階各音，依個案學習能力，簡譜改為製成各音在五線譜上位置的不同卡片及單張大的五線譜，可增進個案讀五線譜能力。另外，本活動應注意不要拉壞手搖鐘內部的彈簧。同時，自閉症兒童在學習旋律音高時，節奏的正確率會下降或跟不上；治療師需在唱音高時同時注意節奏的明顯區分，可補不足。

七、音樂治療與聽障、視障

　　面對純聽障生，智力無異於一般孩童者，在國外的音樂治療方式以特殊樂器——和弦喇叭，即吹出只有一個音高的喇叭，由治療師與個案各吹諧和音程的兩個單音喇叭，同一時間吹或先後時間吹，讓聽障生以殘餘聽力來做聽力訓練，把握有限的聽覺相關能力開發，尤其是聽辨能力，關乎將來語音發聲的位置分辨；另一方面吹和弦喇叭與吹一般喇叭不同之處為，須將雙唇「堵住」吹口，亦透過嘴唇感覺到振動，來感受學習聲音。在台灣則很少有幼童聽障生作音樂治療，也許家長認為他／她已經「聽不見」了，上音樂課或音樂治療要用「聽」，主觀認為沒什麼幫助。筆者建議智力無異於一般孩童的純聽障生，若需要聽語（言）訓練，可向雅文基金會尋求諮詢與訓練，若是聽障合併其他症狀，或安裝人工電子耳後要

兒童音樂治療

做聲音或音樂的相關聽覺能力，找音樂治療師可能有不同收穫。

　　面對純視障生，智力無異於一般孩童者，盡可能回歸主流系統，與一般的孩子共同學習效果最有利；如果是視障兼聽理解問題、智力問題，從小的聽覺訓練就要做長遠的設計與安排，也就是要設定一套長大以後也能用的「聽—說—作」連串的溝通表達系統。愈重度，愈簡化。也就是聽聲音或音樂訓練的同時，就要兼顧口唸出、口唱出聲音或音樂，並且肢體動作要隨即練習操作，例如練習樂器聲音手鼓的聲響時，可節奏性的設計成：1.老師節奏性敲四下手鼓「♩ ♩ ♩ ♩」學生聽；2.老師節奏性唸與敲手鼓「♩ ♩ ♩ ♩ 」（手鼓 手鼓 敲敲 敲），學生節奏性的跟著唸一句；3.老師節奏性唸與敲手鼓「♩ ♩ ♩ ♩ 」（手鼓 手鼓 敲敲 敲），學生跟著敲四下「♩ ♩ ♩ ♩」（手鼓由老師控制，敲完立刻拿開，等練熟或學生理解後，再由學生持手鼓。對於非純視障生而言，接收「聲音訊息」要比「語言訊息」重要得多。

　　而多重障礙的視障生，從小就要訓練以他為主的體外（耳外）辨聲，包括前、後、左、右、上、下；另外面對面時教律動的「前進」時，是以他／她的方向為主，我們實際上是後退的。面對此類個案，簡單、清楚、一致是主要原則。

197

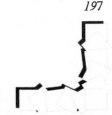

第三章　兒童音樂治療評估、相關治療技巧與治療施行原則

🎵 本章延伸研討議題

1. 比較 CAPD 與 ADHD、LD 的類同與差異處。
2. 嘗試以十五分鐘觀察後，並紀錄某一普通人行為的文字行為紀錄；再從文字行為紀錄找出適合的數據紀錄，並整理出表格、圖形。
3. 以十五分鐘觀察並紀錄某一身心障礙者行為的文字行為紀錄；再從文字行為紀錄找出適合的數據紀錄，並整理出表格、圖形。
4. 比較做題二與題三過程的感受與心得。

參考文獻

中文部分

林麗寬譯（民86）。**學習革命**。台北：中國生產力中心。

林美和編著（民82）。**特殊兒童的教育教育診斷**。台北：國立編譯館。

林崇德主編（民84）。**嬰兒心理學**。台北：五南。

陳向明著（民91）。**教師如何作研究**。台北：洪葉文化。

許月貴等譯（民90）。**幼兒音樂與肢體活動——理論與實務**。台北：心理。

曾進興主編（民89）。**語言病理學基礎第三卷**。台北：心理。

黃裕惠譯（民89）。**行為改變技術——理論與運用**。台北：學富文

兒童音樂治療

化。

黃世鈺主編（民 90）。**幼兒行為觀察與評量**。台北：五南。

蔡東龍編譯（民 89）。**臨床醫師隨身手冊**。台北：合記。

蔡怡佳等著（民 89）。**護理心理學——兒童護理**。台北：桂冠。

劉慈惠等著（民 83）。**幼兒行為觀察與紀錄**。台北：五南。

欒珊瑚發行（民 88）。**悅音**，第 11、12、13、24 期。台北：中華民
　　國應用音樂推廣協會。

英文部分

Alvin, J. & Warwick A. (1992). *Active techniques, Music Therapy for the
　　autistic child*. 2nd edition. p.11-12. New York: Oxford University Press

Attwood, T. (1998). *Diagnosis, Asperger's Syndrome- A Guide for Parents
　　and Professionals*, p.13-15. Philadelphia, PA: Jessica Kingsley.

Bellis, T. (1996). Neuromaturation and neuroplasticity of the auditory sys-
　　tem. *Assessment and Management of Central Auditory Processing Dis-
　　order in the Educational Setting: From Practice to Practice.* p.65-76.

Biklen, D. (1990). Communication Unbound: Autism & Praxis. *Harvard
　　Educational Review, 60*, p.291-314.

Boxill, E. H.(1985). Assessment and treatment planning. *Music Therapy for
　　the Developmentally Disabled.* p.23-66. Aspen Publishers.

Brandt, R. M. (1975). An historical overview of systematic approaches to
　　observation in school settings. *Observation of Pupils and Teachers in*

199

第三章　兒童音樂治療評估、相關治療技巧與治療施行原則

Mainstream and Special Education Settings: Alternative Strategies. P. 9-37

Buday, E. M. (1994). The effects of signed and spoken words taught with music on sign and speech imitation by children with autism. *Journal of Music Therapy,* *12*(1), p.189-201.

Bukowski, J. A. (2000). Critical assessment of opposing views on trends in childhood cancer. *International Journal of Health Services*, *30*(2), p. 373-377.

Cohen, L. G., & Spenciner, L. J. (1998). Looking at assessment, *Assessment of children and youth.* p.1-21. Addison-Wesley Pub. Co.

Damasio, A. & Damasio, H. (1977). Musical faculty and cerebral dominance. In Critchley M.& Henson R. H. 8 Eds., *Music and Brain.* p. 141-155, London: Wm. Heinemann Ltd.

Dally, B. F. (1992). A Computer-Based Training Program for Developing Harmonic Intonation Discrimination Skill. *Journal Research of Music Education,* *40*(2), p.139-152.

Davis, W. B. et al. (1992). Population served by music therapist. *An Introducation to Music Therapy.* p.65-281. Wm.C. Brown Publishers.

Dawson, G. (1996). Brief report: neuropsychology of autism: a report on the state of the science. *Journal of Autism and Developmental Disorders*, *26* (2), p.179-184.

Diehl, S. F. (1999). Listen and learn? a software review of earobics. *Lan-*

兒童音樂治療

guage, *Speech, and Hearing Services in School.* 30, p.108-116.

Edgerton C. L. (1994). The effect of improvisational music therapy on the communicative behaviors of autistic children. *Journal of Music Therapy*, *12*(1), p.31-62.

Furman, C. E. (1988). Music therapy research with mental retardation: analysis and clinical applications. *Effectiveness of Music Therapy Procedures: Documentation of Research and Clinical Practice.* p. 285-295. Silver Spring, MD: National Association for Music Therapy.

Hanser, S. B. (1999). Assessment. *The New Music Therapist's Handbook.* P. 75-90. MA: Berklee Press.

Kay, J. & Tasman, A. (2000). *Psychiatry-Behavioral Science and Clinical Essentials*, p.588-589. W.B.Saunders company.

Kimura, D. (1994). Left-right differences in the perception of melodies. *Journal of Experimental Psychology*, *16*, p.355-358.

Kostka, M. J. (1993). A Comparison of Selected Behaviors of a Student with Autism. *Journal of Music Therapy, 11*(2).p.57-60.

Madsen, C. K. (1981). Music therapy: a behavioral guide for the mentally retarded, In Gaston, E. T. (1968). *Foreword, Music in Therapy.* New York: Macmillan.

Madsen, C. K. & Madsen, JR. C. H. (1978). The experimental method. *Experimental Research in Music.* p.16-18. Contemporary Publishing Company.

第三章　兒童音樂治療評估、相關治療技巧與治療施行原則

Master, M, Stecker, N., & Katz, J. (1998). The Fast For Word Program -A Clinician's Perspective. *Central Auditory Processing Disorders.* p. 131-150. Allyn and Bacon.

Michel, D. E. (1985). Music therapy for children and adolescents. *Music Therapy- An Introducation, Including Music in Special Education.* p. 15-64. Charles C Thomas Publisher.

Michel, D. E. (2000). An assessment of music therapy over the past fifty years and a vision of its future. *Music Therapy Perspectives.* p.72-77.

Natale, M. (1977). Perception of nonlinguistric auditory hymn's by the speech education. *Brain and Language, 4,* p.32-44.

Patel, A. D. (1998). Processing Prosodic and music pattern: a neuropsychological investigation. *Brain and Language, 61*(1), p.123-144.

Portwood, M. (2000). The role of the education and health authorities in identifying and making provision for children with special educational needs. *Understanding Developmental Dyspraxia*. p.81-96.

Pratt, R. R. (ed.). (1986). *First Research Seminar of the ISME Commission on Music Therapy and Music in Special Education.* p. 23-32. Australia: ISME.

Scartelli, J. D. (1991). A rationale for subcortical involvement in musical response, In Maranto. A. (Ed.), *Applications of Music in Medicine,* p. 29-40, Washington, D. C.: National Association of Music Therapy.

Sears, W. W. (1968). Processes in Music Therapy. In Gaston, E. T. (Ed.), *Mu-

202

兒童音樂治療

sic in therapy. p.30-44. New York: Macmillan.

Standley, J. M. (1991). Competency levels, Music Techniques in Therapy, *Counseling, and Special Education.* p.2-3. MMB Music, Inc.

Tecklin, J. S. (1999). *Pediatric Physical Therapy,* 3nd ed., p.108-119. Lippincott Williams & Wilkins Publishers.

Weinberg, R. A., & Wood, F. H. (ed). (1975). *Observation of Pupils and Teachers in Mainstream and Special Education Settings: Alternative Strategies,* p.95-117.

Wilson, B. L., & Smith, D.S, (2000). Music therapy assessment in school setting: a preliminary investigation. *Journal of Music Therapy, XXXVII* (*2*), p.95-117.

Zatorre, R. J. (1998). Functional specialization of human auditory cortex for musical processing. *Brain*, 121, p.1817-1818.

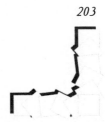

第三章　兒童音樂治療評估、相關治療技巧與治療施行原則

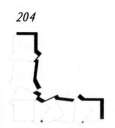

兒童音樂治療

第四章

臨床兒童音樂
治療個案實例

通常我們從認識到了解一個人，剛開始接觸時，要「認識」，就要知道他／她姓什麼叫什麼，因為姓名，是代表某一個體，但至於這個體是怎麼樣的一個人，則要聽他說話的聲音、腔調、內容，看他的行為、動作、個性，相處一段時間，才會「了解」這個人。治療也是一樣，從醫師的轉介資料，僅有簡單幾行 SOAP 原則，即主觀（Subjective）、客觀（Objective）、評估（Assessment）、治療計畫（Plan）的簡潔紀錄，是不夠的；又治療師要看個案相關病歷資料是須填單獲醫師簽名後，才能借閱，因此要在短時間內有限的資料了解個案，治療師就不能只依賴 SOAP 了。

　　臨床兒童音樂治療常接受的治療對象，其診斷名稱有很多不同類別，例如：智障（Mental Retardation）、（後天）腦傷（Brain Injury）、癲癇（Epilepsy）、唐氏症（Down's syndrome）、自閉症（Autism）、妥瑞症（Tourette's Disorder）、貓哭症（Cat Cry syndrome）、脊柱裂（Spinal Bifida）、耳聾／聽障（Deaf/Hard of Hearing）、學習障礙（Learning Disabilities）、語言障礙（Speech/Language developmental delay）、發音障礙（Dyslalia）、失讀症（Dyslexia）、行為疾患（Behavior/Conduct Disorder）、特殊才能（Gifted and Talented）、視力缺損（Visual Impairment）、視覺廣度、腦性麻痺（Cerebral Palsy）、選擇性緘默症（Selecting amuse）、小胖威力症候群（Poacler-Willi syndrome）、注意力缺陷疾患（Attention Deficit Disorder）（請看本章名詞解釋）……等。個案診斷名稱，只是大略知道這個案屬於何種類別、大概障礙問題，但實

兒童音樂治療

際臨床接觸，看見的卻是個案行為現象。例如：發呆、低頭、自虐、哭鬧、衝動、過動、沒反應、坐不住、常跌倒、懶洋洋、軟趴趴、不說話、不專心、自信心低、有聽沒到、有聽沒懂、亂發脾氣、大哭大叫、握筆不佳、注意力差、答非所問、四肢僵硬、沒有／很少說話、學習反應慢、學習動機弱、鸚鵡式仿音、挫折容忍低、閱讀結結巴巴、說話咬字不清楚……。

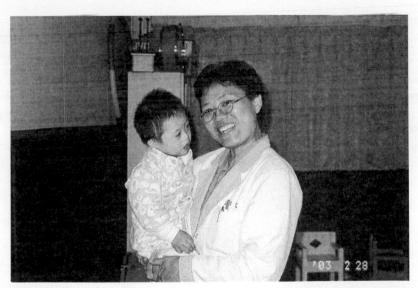

照片4-1　作者與唐氏症寶寶個案（個案母親攝影）

　　無論是評估，還是治療，個案之動作、行為、舉止、聲音是兒童身心障礙的問題，但也可能是治療方法的答案所在。身為治療師

第四章　臨床兒童音樂治療個案實例

做治療時，要常提醒自己的是：

1.個案肢體問題與心理問題同等重要

　　重度腦性麻痺的孩童，因肢體障礙嚴重被局限在環境中探究發展，再加上他們不像一般孩童有機會接觸人群，因此了解他們身體的限制與其心理的封閉畏縮或過分吸引他人注意而產生的表現，同樣值得注意。這類型的個案在音樂治療評估或治療初期，即使是三、四歲，也常會對敲擊聲有嬰兒期的驚嚇反射；音樂治療師必須知道個案是反射動作，還是因接觸樂器少，心理害怕；若是前者，治療重點須放在治療師主動提供不同音響效果、不同音量，給予個案有機會認識一切與聲音有關的因果關係；若是後者，則以心理藉由行為的反應做治療重點，也就是治療師採取較被動，以個案的意願選擇為主的方式接近個案。此外，手眼協調有異的個案，可能因其視知覺等問題，心理的挫折與操作出來的結果，一樣是兒童的學習障礙。

2.很少或沒有口語表達者，並不意味個案沒有在進行溝通

　　有些肢體障礙嚴重、口語能力受限的孩子，或心理障礙選擇不語的孩子會被認為智能表現低於實際智能，或者因個案拒絕以口語表達，而未被重視建立非語言溝通的方式或認知能力的啟發。在音樂治療時，音樂治療師必須在這方面具高度的敏銳性，即時就可與個案建立非語言溝通的默契，隨時給予非語言的鼓勵方式。讓個案了解到在音樂治療的環境中，說不好、不會說或不想說，都是可被接受的、可被了解、可被尊重、可被改善的。由於障礙之故（尤其

兒童音樂治療

語言方面），兒童經常以語言以外的方式進行溝通，治療師要敏銳的察覺，並回應回去，而這些臨床上語言以外的溝通方式有眨眼次數、勾動食指指頭、發出幾聲不等的喉聲……來表示要或不要、好或不好、對或不對……等。

3.有疑問就尋找答案，有了答案再提出疑問

　　處理個案障礙問題時，心中常保持疑問：「為什麼這樣可以？」、「為什麼那樣就不可以？」；有疑問不一定立刻或短時間之內就會有答案，只要存於心中，答案有時會出其不意的蹦出來。有了答案再提出下一個疑問，則治療的工作會變得很有趣。

　　本章音樂治療個案中，以不同年齡、行為模式、障礙類別、診斷名稱、介入方式，做臨床實例介紹。文字上的敘述雖不及影像上的生動，但文字敘述是必要的。

案例一
高功能自閉症（Autism）
　　──愛玩手的小同

背景

　　小同，男，五歲，他是家中老二，與父母同住；父親忙於工作，母親是全職的家庭主婦。母親懷胎期間正常，順利自然產下小

同。三歲時因不會說話而求診，醫師囑意每半年追蹤一次，四歲時被診斷為自閉症中度及包括語言等多方面發展遲緩的混合式發展疾患（mixed development disorder）。

家長做音樂治療動機

小同被診斷後陸續接受不同的療育；他在自閉症族群中，口語僅能仿單音但學習力不弱，母親希望音樂治療能啟發他的潛能、改善好動現象、平穩情緒。

治療前相關功能

身體機能——外觀及大肌肉功能無礙，小肌肉握筆不佳、剪刀拿不好。

認知能力——數字可認與背記由一至一百，圖片指認可，拼圖至二十片。

口語能力——僅單字仿說、發音咬字清楚。

情緒能力——很有己見，挫折忍受力較低，不順心時鬧情緒。

社會能力——不主動。

音樂能力——喜歡聽音樂，愛哼〈小星星〉及流行歌曲。

音樂治療評估

小同會因對音樂感興趣而安靜坐穩，跟著治療師（以下簡稱T）持續二十分鐘進行不同音樂活動。

兒童音樂治療

樂器部分──仿敲時有衝動性不聽指令自行敲擊。

　　聽辨部分──同音色不同音高測試中不理解「什麼音比較高」語意，而且答案大多選擇左手邊的樂器，不同音色樂器聽辨上則對了三分之二。

　　聽敲部分──單一鼓仿敲可至 ♩ ♫ ♩（參考第三章第二節之二）。

　　聽唸／唱部分──像鸚鵡一樣學說話的鸚鵡式仿說句型「這是響板的聲音」、唸兒詩時幾乎與T「同步」發聲（驚訝他即使對不熟悉語音，也快速語音同步仿說），對於「你先唸一句，我再唸一句」無概念。歌唱片斷音高準確，可以自己哼完全首曲子卻無法跟隨現場伴奏旋律開口唱。聽記能力與同年齡相同。

　　聽動部分──完全專心注視音樂來源的音響，無視T的律動指令或動作。

評估結論

　　小同智力與同年齡無太大落差，他的學習幾乎以聽覺為主，視覺學習似與聽覺學習分開處理外界訊息的個案；他在聽覺刺激中，因環境聲音雜訊多而不易專心或無法處理無視覺線索的指令；故治療目標以提高其聽覺理解力為主，即以手勢、視覺符號併隨聲音（口語）為方法。另外，握鼓棒力弱因肌肉張力低，但敲鼓時手眼協調不佳主因在視覺注意力分散。又因其節奏敏銳，可給予基礎音樂訓練。

211

第四章　臨床兒童音樂治療個案實例

治療目標

1.增加聽覺理解力。

2.增進視覺注意力與延續性。

3.增加音樂技巧訓練。

運用技巧

1.行為部分——採忽略法、增強法。

2.音樂部分——音素之節奏、呼喚／回應、音樂基本技巧。

3.訓練級數——級數4（參考第三章第三節之四）。

樂器使用

八音音磚（增加視覺廣度，即眼睛調節看東西的範圍）、節奏卡（聽覺訊息轉為視覺符號）、手鼓（增加視覺注意力）……依程度而陸續增加。

治療策略與過程

一～四週

1.改善與T「同步」發聲的現象，以手指指誰，誰才唸的手勢加強先聽後唸的概念與練習。此方法適合小同，母親也很認真的在家練習，情況很快就改善許多，聽唸一次由平常的單音進步到一次唸三個字，如「小猴子」；一次唸五個字，如「上山打老虎」（請

兒童音樂治療

見附錄一音樂相關教材教法）。

　　2.聽敲以一次四拍長度，較複雜的基本節奏單位仿敲，加強聽覺敏銳度，例如♩♫♫♫♫♩。

四～八週

　　加強視覺注意力——聽敲轉成聽看敲時的訓練，節奏卡是必須的輔助視覺線索，這使小同將聽到的聲音訊息敲在手鼓後，以看到的節奏卡將聲音訊息視覺化，是訓練視覺注意力及聽、視覺整合能力，一項非常重要的音樂治療活動訓練。

九～十五週

　　1.加強視覺持續力——從聽—敲、聽—看—敲到聽—看—敲—唸，是延長持續力的好方法。小同由原來一次單元最多學二組節奏，進步到一單元學八組節奏。同時幼稚園上課情形也較能進入參與學習狀態，老師的評語不再是上課坐不住，或要母親將來準備讓他唸啟智班了。第八週時，母親表示他在家開始拿書翻閱，認真的「看」書。

　　2.音樂能力——在第十五週時已大大進步，他可以在T的無歌唱聲音、僅用手指簡譜位置提示下（小同之前很依賴聽覺），將〈森林裡的小鳥〉、〈小毛驢〉……等近二十首兒歌，在八音音磚上敲完。

十六～二十二週

　　開始教五線譜，樂器也由八音音磚、三十二音鐵琴、轉移到音域最廣（視覺廣度一直增加中）的鋼琴。

第四章　臨床兒童音樂治療個案實例

二十二週後

結束治療，並轉介到坊間音樂班，回歸與一般孩子一起上團體音樂課。日後半年回診一次。

小同音樂治療計畫（Music Therapy Treatment Plan）
——個別治療紀錄表

個案姓名：小同， 出生：86 年 XX 月 XX 日，性別：男，診斷症
　　　　　狀：混合性發展遲緩（自閉症輕度）。

填寫日期：91 年 9 月 19 日，填寫人：張乃文治療師。

長期目標：增加聽覺理解力、增進視覺注意力與延續性、增加音樂
　　　　　技巧訓練。

短期目標：目標一、增加聽→唸能力。目標二、增加音樂技巧。

重點行為：目標一、增加聽→唸能力由 0% 達 50%。

　　　　　目標二、增加音樂技巧：

　　　　　　　㈠單項節奏符號應認 2、4、8、16 分音符符號。

　　　　　　　㈡應看節奏音符連續敲 4 小節。

　　　　　　　㈢應認指認鋼琴高音譜 8 個音名位置。

　　　　　　　㈣應認指認鋼琴低音譜 8 個音名位置。

行為回應定義：目標一：小同先聽治療師唸一次 3 字的兒詩，再仿
　　　　　　　唸一次；若同步唸提示 3 次，計「×」。

　　　　　　　目標二：以練習 5 次後，第 6 次為測驗紀錄。

進行時段：目標一、兒詩。目標二、樂理時間。

兒童音樂治療

紀錄分數：目標一、以「×」、「○」代表。目標二、以各單項音
　　　　　符符號、小節、音名為紀錄。

紀錄列表如下：

分類	目標一、增加先聽後唸3字一句 （減少同步仿唸）								目標二、音樂技巧			
項目	1	2	3	4	5	6	7	8	單項節奏 符號	4小節 節奏	高音譜 8個音名	低音譜 8個音名
觀察期												
91/9/31	×	×	×	×	×	×	×	×	×	×	×	×
9/30	×	×	×	×	×	×	×	×	×	×	×	×
10/7	×	×	×	×	×	×	×	×	×	×	×	×
10/14	×	×	×	×	×	×	×	×	×	×	×	×
治療期												
10/21	×	×	×	×	×	×	×	×	4分音符	×	C	×
10/28	×	×	×	×	×	×	×	×	4、8分音符	×	C、D	×
11/4	○	×	×	×	×	×	×	×	4、8、16 分音符	×	C、D、E	×
11/11	○	×	×	×	×	×	×	×	2、4、8、16 分音符	×	C、D、E、F、 G	×
11/18	○	○	×	×	×	×	×	×	全2、4、8、16 分音符	2小節	C、D、E、F、 G、A	×
11/25	○	○	×	×	×	×	×	×	全2、4、8、16 分音符	2小節	C、D、E、F、 G、A、B、C'	×
12/2	○	○	○	×	×	×	×	×	全2、4、8、16 分音符	4小節	C、D、E、F、 G、A、B、C'	C

第四章　臨床兒童音樂治療個案實例

12/9									請 假			
12/16	○	○	○	×	×	×	×	×	以上加4分休止符	4小節	C、D、E、F、G、A、B、C'	C、G
12/23	○	○	○	○	×	×	×	×	以上加4、8分休止符	4小節	C、D、E、F、G、A、B、C'	C、G
12/30	○	○	○	○	○	×	×	×	以上加2、4、8分休止符	#8小節	C、D、E、F、G、A、B、C'	C、G
92/1/6	○	○	○	○	○	×	×	×	以上加2、4、8分休止符	#8小節	C、D、E、F、G、A、B、C'	C、D、E、G
1/13	○	○	○	○	○	○	○	○	以上加2、4、8分休止符	#8小節	C、D、E、F、G、A、B、C'	C、D、E、F、G
1/20	*○	○	○	○	○	○	○	○	以上加2、4、8分休止符	#12小節	C、D、E、F、G、A、B、C'	C、D、E、F、G
1/27	*○	○	○	○	○	○	○	○	以上加2、4、8分休止符	#12小節	C、D、E、F、G、A、B、C'	C、D、E、F、G
2/3									春 節			
2/10	*○	○	○	○	○	○	○	○				
總計	觀察期0%，治療期7/120=47.5%。								應認2、4、8、16分音符符號，實際多認5種節奏音符（全音符、全、2、4、8分休止符符號）。	應看節奏音符連續敲4小節，實際完成4小節，且增進至12小節。	應認指認鋼琴高音譜8個音名位置，實際完成指認鋼琴高音譜8個音名位置。	應認指認鋼琴低音譜8個音名位置，實際完成指認鋼琴高音譜5個音名位置。
結果	進步幅度近50%，符合目標。								超過目標。	超過目標。	符合目標。	只及目標42%。

* 表示已超過目標設定之先聽後唸增加至5字一句；# 表示已超過目標設定之4小節。

矩陣列圖：數據紀錄已可清楚顯示，無需再列。

兒童音樂治療

療後結語

六歲小同雖然最需改善的弱點「同步仿說」現象，評估仿音／仿節奏時落點在音樂治療訓練的級數3，理當從級數3訓練開始，但評估中他整體音樂表現可以從級數4開始。果不其然，短期二十週內他已將基本音樂技巧——節奏、音高全認得，且程度在一般國小二年級音樂課程的音樂程度。另外他的「同步仿說」，使用「呼喚／回應技巧」，讓他理解別人一句，他再一句的順序性。而玩弄手指先以忽略法處理，再轉移到節奏樂器敲打，配合自選喜歡的鼓為增強法，成功達成行為修正的治療介入。

小同列在自閉症人口比例17%高功能群中，且有不錯的音樂潛能（其他也有音樂、數學天才型的自閉症）的個案。治療目標均有明顯的增進，而他從完全不會任何音樂技巧，到會認節奏卡……等，有了基本音樂基礎，進而回歸到主流的同儕學習環境，這樣的治療是成功的。而他進步最大的關鍵在於分析其學習的狀態，釐清障礙問題，進而施行正確並適合他現階段的音樂治療方式。母親由衷感謝，並與幼稚園老師都很滿意這一期音樂治療的介入。

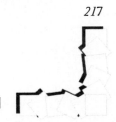

第四章　臨床兒童音樂治療個案實例

案例二

閱讀障礙（LD）

——唸書常跳字或贅字的小玲

背景

　　小玲，女，九歲，某國小普通班三年級學生。雙薪家庭的獨生女，與父母同住。母親懷胎四個月時出血，且有前置胎盤現象；七個月子宮收縮，安胎近二十天。約三十七週自然產，重三公斤。三個月大後不明熱（即發燒超過三週以上，體溫高於38.3度，無法找出發燒原因之臨床現象），常發燒，體溫維持在38~38.5℃上下，此情形一直持續到四歲。語言能力方面，在八個月大時，曾叫「爸爸」，之後就不再聽到，直到三足歲才再出現「爸爸—再見」語音。入學後，上課不專心，動作慢吞吞，看書也慢；課業中，不懂數學考卷的問題，常答錯；國語閱讀課文時常跳漏了字或多唸出課文中沒有的字。母親非常努力協助孩子，又是參加感覺統合（參考第三章名詞解釋）相關團體治療，又是買下所有參考書回家預習／複習。自從被診斷為「發展性語言疾患」（developmental speech or language），母親便陪著小玲四處到醫院、診所治療，持續兩年；另外母親為了小玲是否要上資源班而不斷與老師溝通（小玲認為自

兒童音樂治療

己不笨，為什麼要去資源班），溝通的過程似無法令母親滿意。母親一再強調她有問題請教老師或治療師，但她認為他們並未針對她的疑問回答，或是他們講的她不理解。也有醫師認為小玲是「靜態的過動兒」。

家長做音樂治療動機

家長認為小玲兩年來均接觸相關不同治療了，但仍有閱讀上的障礙，造句困難，另在聽辨語音方面改善有限，個案某些發聲音調奇怪，經其他治療師建議及醫師轉介，想嘗試音樂治療。母親希望音樂治療能改善她的學習問題。

治療前相關功能

身體機能—外觀及大肌肉功能無礙，小肌肉，視覺廣度（即眼睛調節看東西的範圍）收縮不良。

認知能力——IQ測驗分數80。

口語能力——正常口語溝通應對但被動簡單答話、發音咬字部分不清楚；相似詞不懂，相反詞可以。

情緒能力——還算穩定。

社會能力——不主動。

音樂能力——喜歡聽音樂，曾學過四個月的鋼琴，但常看錯音，進度緩慢。

音樂治療評估

　　小玲謹慎、慢速、觀望性的跟著治療師（以下簡稱T）持續二十分鐘進行不同音樂活動，當她不理解或不會時，就停下來等看T的下一個動作，外表安靜、穩定，看不出焦慮（似已習慣了自己應對的表現方式），但猶豫表現了她心中的不確定。

　　樂器部分——仿敲時在視覺提示引導，才順利敲完全曲。最喜歡聲音輕脆的手搖鈴、鐵琴。

　　聽辨部分——同音色不同音高的樂器測試中聽辨不出音高，不同音色樂器聽辨上則全對。

　　聽敲部分——單一鼓可仿敲至 ♩　♫　♩（參考第三章第二節之二）。

　　聽唸／唱部分——歌唱可唱完全曲但音高不準確，語音少部分音聽不出差異性。聽記能力一次一句最多記住五個字。課文朗讀速度結結巴巴。將「芒果樹上結檸檬」唸成「樹上種了小芒果」。

　　聽動部分——完全跟隨T的律動指令及動作，只是不太有信心做肢體表達。

評估結論

　　小玲國語的落後，與她的有效閱讀方向（由右到左橫向閱讀，請見圖4-1），異於國小國語課本方向（由右到左縱向閱讀）有關，理解語意自然趕不上同儕，再加上聽辨語音異常，聽覺記憶廣度

（auditory retention span）不佳，一次一句最多記得五個字（一般是七個字），習性慵懶了些，信心不足，以至於成績遠遠在後。她的學習幾乎以視覺為主，聽覺學習受聽辨及聽記影響，故治療以視覺符號為優先接收訊息，其次給予與視覺符號相同的聲音訊息為重點。另外，藉助樂器的學習來增加其自信心。

一般閱讀方向有：

A、閱讀方向：橫向並由左至右（→），也就是英文閱讀方向。

一二三四五
上山打老虎
老虎打不到
遇到小松鼠

B、閱讀方向：橫向並由右至左（←），小玲的閱讀方向。

五四三二一
虎老打山上
到不打虎老
鼠松小到遇

C、閱讀方向：直向並由上至下（↓）、左至右（→）

一	上	老	遇
二	山	虎	到
三	打	打	小
四	老	不	松
五	虎	到	鼠

第四章　臨床兒童音樂治療個案實例

D、閱讀方向：直向（↓）並由上至下、右至左（←），國小國語
課本閱讀方向。

```
遇  老  上  一  │
到  虎  山  二  │
小  打  打  三  │
松  不  老  四  │
鼠  到  虎  五  ↓
```

圖4-1　小玲做音樂治療評估時發現的閱讀方向（B項）
異於一般國語課本閱讀方向（D項）。

治療目標

增加聽辨音高能力、增加聽記力長度、增加節奏感訓練、增強
自信心。

運用技巧

行為部分——增強法。

音樂部分

音素之節奏、呼喚／回應、音樂基本技巧訓練級數——級數3
（參考第三章第三節之四）。

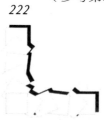

兒童音樂治療

樂器使用

節拍器、鐵琴（視覺廣度）、節奏卡（視覺符號）、手鼓（節奏訓練）依程度而陸續增加。

治療策略與過程

個案在進入一對一音樂治療後立刻暴露其許多學習上的問題，如下列：

問題一：鋼琴學了四個月，不知道「Sol」（即 G）在鋼琴上的位置。

可能一：鋼琴老師沒教（常理下不太可能，但坊間也有只學二、三年即教琴的老師）。

可能二：聽不懂語意「Sol 在鋼琴（鍵盤）的哪裡？」（評估時一般答話其語意理解可以，不至於不懂本句話意思）。

可能三：有聽沒到（雖然 T 反覆問二、三次，她也有注視 T，無出神狀態，但耳朵似只接收說話聲音，聽覺注意力分散以致沒有將訊息繼續往大腦相關聽覺路徑停送）。

前幾次觀察期時，不時有此現象出現，判斷是第三可能性——聽覺注意力問題；因此小玲不僅在聽辨、聽記、聽理解需要加強，連基本的聽覺注意力也要訓練。

治療方法：用各種的音樂聲音遊戲增加其聽覺敏銳度。如：不

第四章　臨床兒童音樂治療個案實例

固定短拍、不固定樂器，移動式的要她模仿T看（樂器）、聽（樂器聲音）、敲（親自執行）不同的樂器。等熟悉後，再將「看」去掉，只作聽→敲。

此方法適用於可聽辨不同音色樂器的患者身上。

問題二：節奏♫ ♩♫ ♫♫ ♩，小玲可完全仿敲正確，但問她：
「妳敲得和老師一不一樣？」她回答卻是：「不一樣」
（個案敲正確，回答錯）。

可能一：聽不懂語意「妳敲得和老師一不一樣？」（評估時一般答話其語意理解可以，不至於不懂本句話意思）。

可能二：有聽沒到（此時她有立刻仿敲 T 給予的節奏，且每次變化後，她也能正確仿敲，此時應不是聽覺注意力的問題）。

可能三：對於自己長期以來聽到聲音訊息的不確定性，導致沒有自信而隨意回答。反覆測試，她認真敲，卻迷惘於「一樣」與「不一樣」，因而垂頭。因此答案明顯是第三可能性。

治療方法：用音樂節奏卡，以四拍為一單位，將聽到的節奏，依序排出，再唸出，最後才敲出。

問題三：快速節奏♫♫♫♩，問她共敲了幾下？（應是七下，她卻答「八下」）

治療方法：反覆測試時，發現快速節奏 T 敲五下以上，她都是不確定的答案，如果速度放慢些，則七下以下都答對；因此對

兒童音樂治療

於小玲而言，治療時的 T 說話速度放慢，且一句話的長度須簡短，以助她以慢速度加強聽覺注意力、以精簡說話內容保持她有效的聽覺記憶長度（容量）。

問題四：聽唸句子時，會遺漏某些字或自行添加字詞。如下列歌曲，T 唸一句，個案仿唸一句。〈小太陽〉歌詞：

風兒清清吹過→ 她仿唸全對

迎著雲兒朵朵→ 她不作聲（可能因聽辨「迎」與「雲」不清楚）

天地多遼闊 → 她仿唸全對

……

微笑在你眼眸→ 她唸：微笑你眼眸（漏掉「在」）

我在你左右→ 她唸：我在你眼眸（以前一句最後二字「眼眸」替換本句「左右」）

……

要勇敢說出口→ 她唸：要永遠說出口（以「勇」的同音字替換「永」，故將「勇敢」唸成「永遠」）

真心許下承諾→ 她 唸：真 － 心 － 下（漏掉「許」及「承諾」）

用心付出→ 她唸：用－出－（省略「心付」）

真情把愛散播→ 她 唸：真「起」－ 愛 散 播（將「情」唸 成「起」，省略「把」）

治療方法：當 T 發現此現象，立刻轉介耳鼻喉科先作聽力檢查，再

第四章　臨床兒童音樂治療個案實例

請語言治療師評估、治療。雖然這部分不是音樂治療師的專業，但在基本的聲音音高的聽辨上及語言節律上，可提供訓練。

方法一、也就是同樂器的音色相同下，不同頻率（音高）的聽敲方式訓練（不能用聽唱，因為她一定唱不準音，也聽不出自己是否唱準），但必須先找到她耳朵較能分聽辨的高、中、低音域（聲音範圍）區。

方法二、將句子依不同節奏（速度），以敲唸方式訓練。如：「要勇敢說出口」節奏唸法是 ♫♫ ♫ ♩。
要勇敢 說出 口

療後結語

本個案主要呈現方式是強調當面對學習障礙兒童時，重要的是：分析並找到障礙問題→問題造成的可能性→提供多種解決問題方法，這過程才是治療的重點，故本案省略小玲的音樂治療計畫（Music Therapy Treatment Plan）——個別治療紀錄表。

小玲在節奏卡的聽拍排卡訓練法上找到興趣與自信，她了解到時間的長短聽不出來時，可以用眼睛（視覺化）看到的節奏卡排出來；更讓她振奮的是她終於明白自己唸不好課文，原來是唸書的方向與其他小朋友不一樣罷了。在學校盡量坐前排座位，就會比較聽得到老師上課說的。

小玲的多項聽覺能力，讓她吃足苦頭，在學習的歷程跌跌撞撞，也被視為智障生處置。她的聽覺處理異常與幼兒期持續的發燒

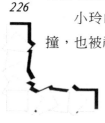

兒童音樂治療

不知是否有關聯，但可確知的是她的親屬亦有「夏季熱」現象（即發生在夏天的特有季節性疾病，症狀有長期發燒、少汗、多尿），在家人身上也有聽理解困擾的蛛絲馬跡。每次T在療後講解用口語敘述時，母親顯得焦慮，部分不明白，常常同一問題反覆問，尚未聽完T回答前一個問題，又急於問下一個問題，以至於常抱怨別人說的都聽不懂，而開始情緒低落。由於大人溝通受挫、累積負面情緒，直到暴發，等情緒風暴過後，又反覆開始依著未調整的聽覺理解合併情緒溝通模式，不停的在生活中重複進行。這是另一枝節問題，也是兒童音樂治療中會發現的成人聽理解困擾問題，值得我們關心。

小玲的閱讀障礙，伴隨辨音困難，是典型隱藏在國小普通學齡孩童的個案，可視為聽覺理解異常。一般會稱為學習障礙、過動症、失讀症，授課老師若不了解孩子的學習困難原因是因生理之故，往往無法幫助孩童找到適合他／她理解學習的特殊方式，另一方面也造成學童的自卑、信心不足的心理傷害。只要找出問題癥結，學習成效就會獲得改善。

本個案花較多篇幅，主要是此類症狀學童值得重視。無論輕重，許多病症會隱藏在學齡成績不佳的學童身上，而醫療體系尚未正視此症狀，而將之以過動症等其他症狀處置。臨床上，音樂治療在早期聲音與節奏訓練的介入，對此類個案有其正向積極的幫助。

第四章　臨床兒童音樂治療個案實例

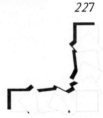

案例三
過動症（ADHD）併憂鬱症（Depression）
——憤慨、易怒又無助的凱凱

背景

　　凱凱，男，十一歲，出生在外國，幼時即被診斷為過動症，持續服藥。十歲時父母離異，雙方協定在孩子未成年時，兩人分開的地方必須離孩子某段距離以內。他是唯一的孩子，他國法律判其與母同住，母親因故返台工作；父親也依協定回台工作，但兩人兩地生活，每逢假日父親接走孩子。

　　凱凱回台唸一所教會學校，與同儕相處不睦，始終覺得別人嘲笑他而常生氣，一生氣就大聲尖叫，與同學產生肢體衝突，被該教會學校視為不當行為而被罰（母親敘述該校校規比一般學校還嚴格）。他非常不喜歡與他人有任何肢體上的碰觸；中文並非母語，但聽、說能力不錯，但說話速度時快時慢，在室內安定不下來，走來走去，四處觸摸，有時像是故意表現令人預期相反的行為，他因此成了問題學生。這陣子因生活種種不順利求診，有憂鬱傾向，並有想自殺的說法。

兒童音樂治療

家長作音樂治療動機

母親會彈琴，敘述凱凱從小就愛聽音樂，母親很主觀並篤定認為音樂治療對凱凱會有幫助，並希望T訓練凱凱的節奏，因她認為凱凱彈琴時，拍子不穩定。母親緩和有禮的清楚口吻下，有其直觀、剛毅、強勢、支配的意志，無形中影響了母子互動關係。

治療前相關功能

身體機能——大肢體動作球類運動玩不來；握筆較無力，書寫緩慢，穿珠子卻很快完成。

認知能力——跟得上在台灣學校的進度。

口語能力——口語應對反應很快，但主題跳來跳去，聲調忽高忽低，並避免與T作直接的眼光接觸，發音咬字清楚。

情緒能力——很有己見，情緒波動大，一下顯得興緻勃勃，一下頹喪無力。

社會能力——不主動。

音樂能力——聽音樂，學了一陣子鋼琴，最近開始學電子琴。

音樂治療評估

凱凱坐立不穩，坐時不停搖晃雙腳，好不容易跟著T做完二十分鐘音樂活動。

第四章　臨床兒童音樂治療個案實例

樂器部分——主動強烈地表現會彈的數首鋼琴曲，拍子不穩
　　　　　　定，如不重視正確手型姿勢，輪到T主導他卻不
　　　　　　耐煩地聽或不聽指令仿敲樂器。
聽辨部分——同音色不同音高測試，及不同音色樂器聽辨上表
　　　　　　現佳。
聽敲部分——單一鼓可仿敲至複雜 ♩ ♫ ♬ ♩ 或
　　　　　　♬ ♫ ♫ ♩ 等數種節奏。
聽唸／唱部分——勉強開口唱／唸。聽記能力與同年齡相同。
聽動部分——勉強做完律動指令或動作。

評估結論

　　凱凱情緒問題是主要障礙，推斷此可能與他人相處時，並無清
楚穩定的情感模式，可供他學習。治療師判斷他的部分情緒問題也
可能與母親有關。

治療目標

　　1.抒發情緒壓力。
　　2.改善情緒表達方式。
　　3.訓練音樂節奏。

230 運用技巧

　　行為部分——逐步塑造行為（shaping）。

兒童音樂治療

音樂部分──音素之節奏、音樂基本技巧。

訓練級數──級數4（參考第三章第三節之四）。

樂器使用

以鋼琴為主，打擊樂器為輔；並在治療後安排母子分開進行單獨晤談。

治療策略與過程

一、四週

1.凱凱喜歡自己在鼓上敲不同的節奏，但始終沒耐性做仿敲練習，常把 ♩ ♩ ♫ ♫ 敲成 ♩ ♩ ♫ ♩ ，問他聽得出來一不一樣？他答不一樣，但就是不願小心仔細去分辨敲出。他每次上課都緊緊握拳生氣地告訴T，同學每天欺負他，並在背後說他的壞話，看不起他，愛惹他；因此常與同學起衝突。T問他有多生氣，讓他圈選分五等級的生氣量表（5是最生氣），他三次均圈「2」；這與他口述的生氣程度，有明顯落差。上課時情緒轉變大，有時無精打采，有時聒噪不休。

2.母親不認為她與父親的離異，會影響到凱凱；況且她說父親也不怎麼教他、陪他玩。母親對於治療師要凱凱做不同類別音樂方式的表達情緒，很有興趣，也表贊同，但訝異凱凱在T面前與在母親面前，有不一樣的情緒表達。

231

第四章　臨床兒童音樂治療個案實例

五〜十週

　　凱凱似乎慢慢能將情緒量表的圈出數字，反應在大鼓上有較清楚區分的音量；樂曲速度稍微配合T的伴奏速度；但始終拒絕唱歌。T與其再溝通，最後以他選歌曲、唸歌詞，T唱歌加伴奏方式，接受歌唱方面的發展。他與同學的爭吵、抱怨仍持續，但已願意告訴T用他的音樂代替口述，表達生氣或想法，然後T再透過他的音樂，猜猜他在音樂裡面「說」什麼。

　　T建議母親調整對他說話的方式，與多表達母親自己的感受，並請母親在家中代替T的工作，與凱凱一起唱歌。但凱凱拒絕，只勉強在旁邊坐著聽母親唱歌而不作聲。

十一〜十六週

　　凱凱終於願意以彈鋼琴對節拍器，來穩定他愈彈愈快的拍子。肢體律動玩「魔鏡」的動作，凱凱最得意輪到他當「主人」時，創造高難度動作要T模仿。情緒方面進步等級，已可在大鼓上作出七個等級與漸強、漸弱。凱凱終於開口，很小聲的唱了一首英文歌，主動說要送給T。

　　母親逐步檢討、表白自己對他管教嚴厲的態度與情緒怒氣，調整後親子關係變得較不緊張。母親也得到凱凱同意，要轉校到一般公立小學，試試交更多的朋友。

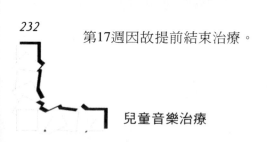

　　第17週因故提前結束治療。

兒童音樂治療

凱凱音樂治療計畫（Music Therapy Treatment Plan）
——個別治療紀錄表

個案姓名：凱凱，出生：XX 年 XX 月 XX 日，性別：男，診斷症狀：ADD-H。

填寫日期：XX 年 XX 月 XX 日，填寫人：張乃文治療師

長期目標：疏發情緒壓力、改善情緒表達方式、訓練音樂節奏（家長要求）。

短期目標：目標一、增加情感表達技巧。

重點行為：減少負向情感表達行為，增加正向情感表達行為。

行為回應定義：

負向情感表達行為分節奏速度不穩、發脾氣、沉默不語、口語埋怨，預計降低 50%；正向情感表達行為則以節奏穩定速度、力度分級（*ppp*、*pp*、*p*、*mp*、*mf*、*f*、*ff*、*fff*、$<$、$>$，請參考 p.162）、詩詞朗誦、主動敘述美好事物／感受，預計提高 50%。兩項每堂課均以「✓」紀錄。

進行時段：分別在課程的第一單元「藍天心情」與第三單元「節奏速度訓練」。

紀錄分數：目標一、以「×」、「○」代表。目標二、以各單項音符符號、小節、音名為紀錄。

紀錄列表如下：

分類	負向情感表達行為				正向情感表達行為			
項目	節奏速度不穩	發脾氣	沉默不語	口語埋怨	節奏穩定速度	力度分級	詩詞朗誦	主動敘述美好事物／感受
觀察期								
10/21	✓	✓	×	✓	×	×	×	×
10/28	請假							
11/4	✓	×	✓	✓	×	×	×	×
11/11	✓	×	✓	✓	×	×	×	×
治療期								
11/18	✓	✓	✓	✓	×	×	×	×
11/25	×	×	✓	×	✓	✓（pp、mf）	×	×
12/2	✓	×	×	✓	×	✓（pp、mf、ff）	×	×
12/9	請假							
12/16	×	×	✓	✓	✓	✓（pp、mf、ff）	×	✓
12/24	×	×	✓	✓	✓	✓（pp、mf、ff）	×	✓
12/30	請假							
1/6	×	✓	×	×	✓	✓（pp、p、mp、mf、f）	✓	✓
1/3	×	×	×	×	✓	✓（pp、p、mp、mf、f）	✓	✓
1/20	×	×	✓	×	✓	✓（pp、p、mp、mf、f、<、>）	✓	✓
1/27	×	×	✓	×	✓	✓（pp、p、mp、mf、f、<、>）	✓	✓
總計	7/12	6/12	5/12	5/12	7/12	8/12	4/12	6/12
總計	負向情感表達行為觀察期75%，治療期23/60=38.3%；降低約13.6%				正向情感表達行為觀察期0%，治療期25/60=41.6%；提高約41.6%。			
結果	因個案提前9週結束，截至治療結束為止，比預計降低50%，尚差13.6%，若作完全部療程，應可達到目標。				因個案提前9週結束，截至治療結束為止，比預計提高50%，尚差8.4%，情況明顯進步，若作完全部療程，應可超過目標。			

矩陣列圖：因療程提前9週結束，故不列。

兒童音樂治療

療後結語

　　母親說凱凱上了一陣子音樂治療，情緒穩定許多，沒有再出現想自殺的說法，彈琴也不再只是兩三下就不彈了。不論凱凱是否因父母離異而情感頓陷深淵，他也許希望得到更多的關心，來確認父母的關愛仍舊存在；又凱凱可能長久以來，一直沒從父親或母親那邊，學會什麼才是適當情緒表達學習模式，因此人際關係緊張成了挫折最大來源，影響到日常舉止、上課學習以及自我情緒紓解。凱凱和治療師的關係是一個新的情緒表達學習模式建立，並帶來各種非語言，音樂力度的表達方式、旋律性歌唱、律動方式，使凱凱理解並學習到要表達生氣大怒前，除了直接發脾氣，也可以有其他間接方式，例如：預告幾個步驟或先練習生氣時以漸強方式，慢慢將負面情緒釋放。母親原本只希望做音樂治療來改善他的不穩定拍子，但從課後晤談中，母親自省能力強，使她坦誠面對並調整自己對孩子情感處理方式，也是凱凱情況改善的重要因素。母親很滿意此次療程，並感謝治療師技巧性找出親子問題癥結，並予以協助改善。

第四章　臨床兒童音樂治療個案實例

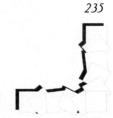

案例四

發展障礙併選擇性緘默症（Selecting amuse）
——不願說話的小玉

背景

小玉，女，十歲，某國小四年級學生。家中的獨女，父親五年前過世，母親是職業婦女，因六歲被診斷為「混合式發展疾患」而接受相關治療。接送由外公負責。一年前因在學校完全不說話、不與同學互動，在家則講個沒完，而再診斷為選擇性緘默症。希望嘗試非語言性的治療，因此而轉介做音樂治療。

家長做音樂治療動機

小玉已持續兩年在做感覺統合相關團體治療，單親母親雖然經濟上不寬裕，但願意嘗試自費音樂治療。希望音樂治療能改善她的不語問題，增加表達意願。

治療前之功能

身體機能——拒絕拿握任何樂器、棒子。
認知能力——不作任何回應。

兒童音樂治療

口語能力——不作任何回應。

情緒能力——低頭不語，但常偷瞄T的一舉一動。

社會能力——極被動，甚至拒絕動。

音樂能力——喜歡聽流行歌曲。

音樂治療評估

樂器部分——仿敲時因有視覺提示引導，故順利敲完全曲。

聽辨部分——同音色不同音高樂器測試中聽辨不出音高，不同音色樂器聽辨上則全對。

聽敲部分——單一鼓可仿敲至 ♩ ♫ ♩（參考第三章第二節之二）。

聽唸／唱部分——歌唱可唱完全曲但音高不準確，聽記能力一次一句最多記住五個字。課文朗讀速度結結巴巴，語音含糊不清楚。

聽動部分——完全跟隨T的律動指令及動作，只是不太有信心做肢體表達。

評估結論

小玉表現能力不及同年齡有相當一段距離，不只是因為她可能有心理障礙、學習障礙、肢體僵硬、挫折感嚴重、不願口語表達，更包括她即使聽懂理解，也不作任何回應，不易測得她的真正認知能力。

第四章　臨床兒童音樂治療個案實例

治療目標

增加溝通方式，這是對小玉現階段最重要的治療目標。

訓練級數——級數1（參考第三章第三節之四）。

樂器／方法使用

所有樂器，必要時加入音樂畫。

治療策略與過程

一～四週

小玉對於各類樂器只是握著棒子，無敲打動作，任何誘導方式均固執堅持；問她話時，均是不語、無聲、低頭。T以默劇方式，不說話、用手比、變化臉部表情，小玉則高興淺笑。但拒絕站起來，拒絕任何肢體接觸、律動動作。

五～八週

以字卡寫上治療室內設備，如「桌子」，她感到新奇也願意以卡片回答問題。以同樣方式，先同時陳列三種樂器，再問樂器名稱，她愉快互動著。其認知有限，雖十一歲，但認字能力約國小二年級程度。情緒不穩定，有時一點挫折，一下就全部拒絕，不動，不語。

九～十二週

T唱兒歌，如「頭、肩膀、膝蓋、腳趾」，她依歌詞排出卡

兒童音樂治療

片，速度上緩慢，但她能完成，出現口語「有」回答T問話。

十三～十六週

聽排節奏卡進度慢，將 ♩ ♩ ♫ ♩ 排成 ♩ ♩ ♩ ♩。每堂課安排一首輕柔歌曲，T描出主題線條，讓她上色，則很配合。

十七～二十週

大小肢體動作僵硬，以長絲巾揮動，增加一些動作操作，她報以出聲大笑回應。由T描出音樂畫的主題線條，移轉到由小玉先描出主題線條，再上色。她握筆畫長線條，從治療初期一下筆兩公分不到，增加到四公分。

二十一～二十四週

願意接受坐著做律動動作，且時間由幾分鐘可延至十分鐘。口語回答仍只有一～三個字，但次數增加。T 預告治療已到一段落，小玉表情難過。

第四章　臨床兒童音樂治療個案實例

小玉音樂治療計畫（Music Therapy Treatment Plan）
——個別治療紀錄表

個案姓名：小玉，出生：XX 年 XX 月 XX 日，性別：女，診斷症
　　　　　狀：混合式發展患疾患選擇性緘默症。

填寫日期：XX 年 XX 月 XX 日，填寫人：張乃文治療師。

長期目標：增加社會互動。

短期目標：增加溝通方式。

重點行為：溝通方式為四項，分別為口語表達、肢體或手勢表達、
　　　　　圖畫／像表達、樂器表達；預計其中每一項均達 24 分，
　　　　　即每次上課每項方式至少表達 3 次（計 1 分）。

行為回應定義：

　　　　　口語表達以任何語音／字詞回應，超過三次才計 1 分；
　　　　　肢體或手勢表達以任何動作、手勢、身體語言回應，超過三
　　　　　次才計 1 分；圖畫／像表達以任何握筆後之線條、描繪、圖
　　　　　色回應，超過三次才計 1 分；樂器表達以敲擊／拍打方式回
　　　　　應，超過三次才計 1 分；「X」表無回應，「I」、「II」、
　　　　　「III」……表紀錄次數。

進行時段：全程治療時段。

紀錄列表如下：

兒童音樂治療

治療目標 項目 日期	口語	計分	肢體／手勢	計分	圖畫／像	計分	樂器	計分
				增加溝通方式				
日期				觀察期				
6/27	X	0	III	1	X	0	II	0
7/4	X	0	III	1	X	0	II	0
7/11				請假				
7/18	X	0	IV	2	X	0	III	1
				治療期				
7/25(5)	X	0	III	1	X	0	II	0
8/1	X	0	III	1	X	0	III	1
8/8	X	0	II	0	X	0	I	0
8/15	X	0	X	0	X	0	IV	2
8/22	X	0	II	0	II	0	X	0
8/29(10)	X	0	I	0	III	1	X	0
9/5	I	0	II	0	VI	2	X	0
9/12	I	0	II	0	V	2	X	0
9/19	II	0	X	0	III	1	X	0
9/26	X	0	IV	2	IV	2	II	0
10/3(15)				請假				
10/10				假日				
10/17	II	0	VII	3	IV	2	III	1
10/24	I	0	V	2	V	2	IV	1
10/31				請假				
11/7(20)	III	1	V	2	VII	2	V	2
11/14	I	0	III	1	V	2	III	1
11/21	III	1	IV	2	III	1	VI	2
11/28	IV	2	V	2	VIIII	3	II	0
12/5	V	2	IV	2	VII	2	III	1
12/12(25)				請假				
12/19	III	1	VIII	3	VIIII	3	IV	2
12/26	III	0	V	2	V	2	VI	2
1/2	III	1	IV	2	V	2	VII	2
1/9	IV	2	V	2	V	2	VI	2
總計	觀察期：口語表達共0分、肢體或手勢表達共4分、圖畫／像表達共0分、樂器表達共1分。 治療期：口語表達共10分、肢體或手勢表達共27分、圖畫／像表達共31分、樂器表達共20分。其中肢體或手勢表達與圖畫／像表達均超過目標24分，口語表達與樂器表達未達到目標24分。							
結論	因請假四次，故補上四次。小玉改善幅度達一半，口語表達最少，圖畫／像表達最多，超過她觀察期使用最多的肢體或手勢表達。整體而言，至少四項小玉均接受願意練習溝通。							

矩陣列圖：因採計分方式，故不列。

第四章　臨床兒童音樂治療個案實例

療後結語

　　小玉的大小肢體與說話動作機制均有障礙，認知能力也明顯落後同儕，除了在家之外，任何地方的一般他人說話速度、表達方式、問話方式……，會使小玉因拙於語言表達而害怕，索性不語，他人就探究不了她了。此時非語言的溝通，成了這類個案最有用，也是最後僅有的溝通管道。這也是小玉在字卡音樂活動中，回應較多的理由。小玉心結稍微鬆開後，她在其他治療也表現增多的溝通意願。小玉有進步，T私下與家長、其他治療專業的不斷溝通、交換意見，也是幫功個案有所突破的一大助力。

案例五
弱視併情緒行為困擾兒童
——纏著媽媽不放的小揚

　　本個案報告是接受音樂治療時才一歲九個月大的小男孩，該份個案報告是筆者在第二屆中華民國發展遲緩早期療育論文大會發表之論文，為求完整性，全幅介紹。

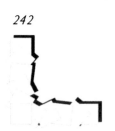

兒童音樂治療

媽媽的難題
弱視併情緒行為困擾兒童的音樂治療個案報告

張乃文音樂治療師

主旨

　　音樂在兒童早期身心發展中，是一項結合聽覺、口語、情感、肢體、認知、人際關係……等不可或缺的重要活動，因為音樂活動內容包括純聽音樂、肢體律動、歌唱、敲打樂器、合奏（唱），除了藉由聽覺啟發孩子運用肢體，對自己以及外界環境探索，可提高其聽覺敏感度、聽辨力、聽記力、聽序力之外，更有美感教育，增進欣賞力，在藝術浸淫中，培養優質心性。而音樂應用在身心障礙兒童身上，正可以利用音樂，此一種非語言的溝通方式，將注意力由原先的障礙處，如肢體殘障、情緒困擾，轉移到有趣的音樂活動上，跨越部分障礙，增強學習力，改善原來非正向的行為模式，拉近與一般孩子的發展差距，把握三歲以前的黃金學習時期。

　　本文主要介紹音樂治療師如何以音樂治療（Music Therapy, MT）技巧與行為修正（Behavior Modification, BM）技巧，幫助一位兩歲弱視併情緒行為障礙的小男孩，突破親子關係糾結盲點，改善情緒行為問題，首度發展人際關係，減輕母親心理壓力，進而融入一般幼稚園，順利與同儕共同成長。

第四章　臨床兒童音樂治療個案實例

目的

本文主要目的在呈現完整的MT療程，包括：(1)治療步驟：從醫師診斷→了解個案背景→MT評估→洞悉個案問題癥結→運用MT技巧與BM技巧→改善個案、親子、家人互動問題→達成治療轉銜目的；(2)治療紀錄：數據、文字、圖表及錄影帶紀錄。

個案背景

個案小揚（以下簡稱Y）出生於民國八十七年六月，是家中獨子，亦為長孫。父母大學畢業，母專職家庭主婦。母懷胎六個月時因出血安胎一個月，懷胎八‧五個月破水，再安胎至十個月催生，胎兒重二千三百克。母親敘述：Y 兩個月頸部仍是軟的；一‧一歲看復健科門診轉作職能治療，因自己覺得可以做得比治療師好，故僅做幾次即停止；Y 一‧三歲雙手大拇指做電療，但因對人（尤其接觸醫療人員）有害怕、恐懼情緒反彈，故僅做幾次又暫停。一‧九歲大時，母親因個案嚴重情緒問題、異常哭鬧退縮行為，以及無法與任何小朋友相處為主訴，主動要求作MT。

醫師診斷

民國八十九年三月Y 一‧九歲，經復健科門診醫師開MT卡轉介作自費MT。卡上敘述：

主觀（S）觀察──個案三十六週出生，重二千三百克，先天性

兒童音樂治療

白內障（congenital cataract）；六個月頭部控制，八個月翻滾及坐。

客觀（O）觀察——已獨立行走，情緒控制與同儕關係不佳，口語說話中斷。

醫師診斷（A）——混合式發展疾患（Mixed Development Disorder）。

備註：S-Subject；O-Object；A-Assessment。

音樂治療評估

評估分兩階段：(1)和家長晤談，順便觀察親子依附方式；(2)為排除家長干涉或依黏，個案需單獨留下與音樂治療師做音樂活動的客觀評估，包括聽覺分辨、聽覺記憶、聽覺編序、聽覺理解、認知、情緒處理、社會互動、音樂能力與行為。

母親敘述

Y是位外表好奇、結實、四肢無異狀的小男生；配戴凸透鏡幫助維持〇‧五的視力，這較當初幾近全盲的預估，使母親安慰許多。但也因這厚重的鏡片，換來大人過多詢問與小朋友無心戲語，這使Y不願抬頭看人，也不喜歡和小朋友玩。只要有第三者出現就躲在母親身後；只要母親與第三者交談幾分鐘，他就開始吵鬧不休，母親極盡耐心勸說，長期下來沒有改善，反而哭鬧現象愈演愈烈，母親已到了不堪負荷地步。在家中，Y與父親互動不佳，祖父母似也因Y配戴眼鏡、常哭鬧而未多親近；母親成了唯一愛和安全感的來源。Y接受及表達性語言發展均佳，記憶力不錯；目前並未

第四章　臨床兒童音樂治療個案實例

作任何治療，也未服任何藥物。

治療師觀察

　　Y是被母親牽著手進入，母要其向治療師（以下簡稱T）問好，Y未從，情緒顯得不安定。看到邦哥鼓和大鼓，急忙一手拉著母親，另一手去拍拍、敲敲（以上中、大型兩種樂器離治療師較遠的左右方向）；對於在T旁邊的鋼琴及裝滿許多沙鈴等不同小型樂器、玩具箱子，卻遲遲不靠近。當T與母親談沒多久，Y就拉著母親的手說：「出去」，母親安撫並解釋，Y即要求「抱抱」，母親順Y意抱起後仍哭鬧要出去，母親又放下Y誘導他去拍鼓；如此交替多次，Y哭鬧變本加厲。而母親從一進門到向T口述Y情況中間十多分鐘，她的視線一直在Y的身上，身體也一直隨著Y移動，無法定坐，直至T清楚地說：「Y媽媽，請你不要以Y為重心，自己先坐下來。」母親才恍然大悟，立即坐定，T這才首度與母親面對面交談；而此時的Y則一下坐母親腿上，一下跑去敲鼓，哭鬧減少。T拿出部分小型樂器及玩具，放在近母親位置的小桌子上，Y開始自己玩，但隨時想說什麼就問，數度打斷大人談話，母親有問必答，雖向Y解釋大人談話小朋友不要插嘴可以自己玩，但仍一直回應Y的每一次問話，因此未見效果。

音樂活動評估

　　與母親分開的Y，哭鬧是必然現象，無法進行任何音樂活動的評估也是意料之事。經T研判，唯設定合理、清楚又符合Y能力範圍內的規則，誘導Y經歷一次成功的自我情緒控制，是將來治療介入

兒童音樂治療

是否生效關鍵。因此T以「不哭，坐下，馬上開門」重複指令，應對Y不斷的大哭大鬧。二十五分鐘後，Y達成「不哭」，但未坐定，三十分鐘後，Y達成「不哭，坐下」後，T立刻開門。一開門，見到母並抱住，此刻Y哭累終於安定下來，T則與母親談處理Y的情緒方式、治療目標，並提供教養方面的建議與技巧。母親表示非常需要專業人員的介入處理母子糾結關係。經過MT評估後，有四個問題待改善：(1)Y的情緒與行為需要優先單獨處理；(2)Y的人際關係與社會互動次之；(3)Y母親的無助、情緒低落、夫妻溝通模式；(4)Y父親對Y的教養支持與參與。

治療方針為(1)(2)項透過1：1 MT處理，(3)(4)項課後與母親晤談諮詢處理。故排定Y經T的研判，1：1個別治療數次後，再進行1：2以上的小團體治療。每次課後，視Y上課情形與母親心理情緒狀態，再和母親晤談十五～三十分鐘。

音樂治療計畫紀錄	請見補充資料一
音樂治療文字簡錄	請見補充資料二
音樂治療數據紀錄	請見補充資料三
音樂治療圖表紀錄	請見補充資料四

音樂治療技巧

㈠開始／停止（start/stop）

任何音樂活動，如樂器敲打、肢體律動，均以此技巧為原則。

目的：藉由聽知覺感官刺激活動，協調其他大小運動肌肉、視

知覺……，學習自我控制，並由外在樂器操作、肢體操作練習過程，轉為內在情緒控制。

(二)呼喚／回應（call/response）

藉由各種樂器或發聲設定雙方同等、接續表達機會。

目的：誘導個案增加初始行為（initial behavior），進而產生連續、順暢的聲音互動或樂器（非語言）互動，提高學習能力。

(三)樂器技巧（instruments skills）

目的：藉由不同樂器的操作，如吹管樂器、打擊樂器……，敲打曲子的新學習，提高自信，藉此正向引導其他方面學習。

行為修正技巧

(一)忽略法

對個案某項行為不採任何回應，是減少該項行為的重要方法之一。

目的：母對Y的哭鬧行為，處理方式採呵護安撫較多，可能給予過多的注意力，而使Y在經驗中學習到單一外界回應，並認為當他不順心哭鬧時，他「應該」得到「呵護安撫」；哭鬧行為「被忽略」是一項新的學習，在此時介入是適當時機。

(二)增強法（reinforcement）

指透過增強行為來維持行為。

目的：針對Y在不同階段採不同增強法。如初階段Y有意願操作樂器，即給予持續性增強；中階段Y已與T建立關係，樂器操作也

兒童音樂治療

較熟悉，則需採間歇性增強（intermittent reinforcement）。

㈢逐步完成（shaping）

是用來建立一個原來沒有的行為時所用的程序，這有時也稱「逐漸接近目標法」（successive approximations）。

目的：T希望Y的哭鬧行為，能將挫折情緒轉移到非語言性質的表達在敲中、大型鼓上，故T運用數量（amount）、持續度（duration）、強度（intensity），即逐漸增加敲鼓的次數、時間、力度。

療後檢討與建議

治療目標

訓練級數——級數3（參考第三章第三節之四）。

目標1-1結果：觀察期平均0%，治療期平均85%，超過預定目標80%。八週後即達80%以上。

目標1-2結果：觀察期平均0分，治療期平均1.25分，超過預定目標1分。十一週後普遍可達1分以上。

目標2結果：觀察期平均0%，治療期平均35%，九週後達40%以上，但未達目標50%。

治療過程

Y在有結構的治療環境與技巧下，暫時與母分離，由第三者專業人員在短時間積極介入，其問題行為得以有效處理，情況立即改善。經T建議在第八次治療時參加坊間音樂班適應小團體中長時間活動。第二十次治療安排1：2的另一位男孩，他是八十五年次（大

Y兩歲），醫師診斷為自閉症（Infantile Autism），他的心智與社會互動處於初級階段，極少口語仿說；安排兩人一起上課原因有三：

(1)二人治療時間前後相近，且Y對這位不說話的小哥哥好奇，又表現主動友好之意。

(2)Y在語言上占優勢，而小男生在體型上高壯於Y，故Y不會因對方可能以言語刺傷退卻，且又可以與他人建立同伴關係，是屬安全性建立人際關係的第一步。

(3)雙方家長均認同此安排是互惠（Y可刺激小男生的口語發聲同儕互動）。

第二十一次治療時，Y進入一般幼稚園上半天課，適應長時間大團體生活。

家長態度

母親極重視與T的晤談，不僅每次與T交換意見，詢問解決之道，自己翻閱、思考相關教養書籍，並經T的建議調整與先生的溝通模式以及對先生之前較不參與的看法，且回家後配合T建議方式處理與Y的相處；後期父親實際參與，更促使家庭產生良性互動，進而發揮功能。

未來建議

採每半年追蹤評估一次方式，或家長視Y的特殊學習發展狀況再安排作MT。

總結

本案是MT在早期療育介入成功的案例。治療師在第一時間內

兒童音樂治療

依據評估時觀察親子互動關係，以及問題癥結的主因，設定適當目標，掌握住改善Y的行為契機。另外母親思考、閱讀、接納意見、嘗試調整，扮演關鍵角色。後期夫妻溝通模式調整，雙向有效交流，促使父親主動加入，展現母親渴望已久的參與，更助益個案得自於家庭平衡的教養。如此治療三角關係：個案←→治療師←→家屬，形成合作增強效果。

本文結論

本個案報告提出下列幾項重點：

㈠提供本土化音樂治療個案案例

目前音樂治療被廣泛地應用於特殊教育及醫療機構，但較偏向娛樂活動的其中一項目，對於其深入及嚴謹完整性較缺乏認識。又音樂治療缺乏本土性研究，故本文有拋磚引玉之目的。

㈡音樂是極佳的情緒抒發管道

音樂可謂人類共通語言，無論種族、膚色、年齡、職業、身心機能，均能毫無戒恐地接受它，在樂聲中無形或無語的有效學習，以及做情緒的調整。對於發展遲緩幼兒而言，音樂治療更是早期療育治療上的最佳利器，若應用得宜，可將介入治療效果發揮到最大。

㈢強調早期療育對父母提供相關教養親職資訊的重要性

如何提供父母相關教養資訊，幫助其建立良性的互動關係發展，傳遞親職技巧，凝聚家庭成員相互支持力量，分擔因孩子成長所帶來的問題壓力，也是早期療育重要的一環。

251

第四章　臨床兒童音樂治療個案實例

㈣整合早期療育團隊及適度介入的必要性

本個案接受音樂治療的同時，並無接受其他治療。依個人淺見，若在一開始有其他治療團隊做一次整合性的評估，相關心理師、社工師介入，相信不僅能縮短療程，節省社會資源，對個案也有更大的幫助。

㈤治療是短暫，家庭教養是長期

對於發展遲緩需要早期療育的幼兒而言，治療是短暫的，切入性強力介入雖有時效急切性，但家庭不斷的支持養育，才是其發展過程中長期的能量來源。是否需要治療、何種治療介入、何時介入、何時退出，才能照顧到真正需要早期療育幫助的孩童，在在考驗早期療育的團隊每一位成員。

參考文獻

「發展遲緩兒童行為——改變技巧的原則與應用」，**早療會訊**，第
　　十九期，第 1-2 頁。

黃裕惠譯（2000）。「基本行為原則與程序」，**行為改變技術——**
　　理論與運用，第二篇，學富文化事業有限公司，第 43-219 頁。

Standley, J. (1991). *Music techniques in therapy, counseling and special edu-*
　　cation. Florida State University.

Davis. W. B. et al. (1992). The Music Therapy Treatment Process, *An Introduction*
　　to Music Therapy — Theory and Practice, Wm. C. Brown Publishers. 287-299.

兒童音樂治療

補充資料一　音樂治療計畫紀錄

姓名：Ｘ Ｘ 揚，出生：87 年 06 月 27 日，性別：男。

診斷代號：3155，診斷名稱：Mixed Development Disorder，音樂治
　　　　療師：張乃文。

治療日期：89 年 04 月 27 日至 89 年 11 月 30 日，一週一次；
　　　　1：1 計 19 次，一次 20 分鐘，1：2 計 13 次，一次 40 分
　　　　鐘，共計 32 次。

音樂治療短期目標：1. 增加情緒控制。
　　　　　　　　　2. 與他人相處的社交行為技巧。

音樂治療長期目標：因目前實際狀況等候音樂治療病患眾多，每人
　　　　每期最多六個月（屬短期），未能作至十二個月（屬長
　　　　期），故不列。

短期治療目標細則：

　　1-1 每次上課，增加其非哭鬧行為由0%至80%

　　1-2 每次上課，以口語表達說出Y負面情緒感受，從完全不反應
到非口語（樂器）、口語表達，如：「我生氣」……。

　　2 每次上課（89.9.7.上1：2後），增加與他人共同學習時的主動
輪替性行為，由不作任何回應0%到主動50%。

　　治療紀錄標準：1-1以每3分鐘紀錄Y哭鬧行為；有以「○」，無
以「×」記。如下：

第四章　臨床兒童音樂治療個案實例

日期	3'	6'	9'	12'	15'	18'	21'	24'	27'	30'	無哭鬧%比
4/27	○	○	○	○	○	○	○	○	○	×	10%

　　1-2以分數紀錄Y口語說出負面情緒感受，如：完全不反應「0」分，樂器表達「1」分，口語說出「2」分。

日期	完全不反應「0」分	樂器表達「1」分	口語說出「2」分	總計分
4/27	∨	－	－	0分

　　2互動輪替活動每單元5次機會，一次主動以一個「＋」記，一次拒絕或不作任何回應以一個「－」記。如下：

日期／項次	1	2	3	4	5	主動輪替回應%比
89/9/7	－	－	－	－	－	0%

補充資料二　音樂治療文字簡錄

姓名：Ｘ　Ｘ　揚，出生：87 年 06 月 27 日，性別：男。

診斷代號：3155，診斷名稱：Mixed Development Disorder，音樂治療師：張乃文。

　　89.4.27（第一次）Y是肢體協助（physical assistance, PA）勉強帶進治療室，單獨和T相處，T為使他有伴的感覺，特放一隻鴨子在另一張小椅上「一起上課」。在拉扯哭鬧間持續十多分鐘，不願坐下，吵著要「開門」，雖然一直回答T說「好」（不哭）、「按音樂」（錄音帶按鍵），但處於重複T話語卻未執行；T以全然假裝沒聽到（忽略法）他的哭聲介紹不同樂器，一次又一次誘導Y敲敲

兒童音樂治療

看、拍拍看，Y是相應不理。最後單元T要求Y坐下，Y軟化要鴨子先坐下，T順其意對鴨子說：「鴨子坐坐」，Y這才第一次聽T口語指令（verbal assistance, VA）。T彈吉他唱有Y名字的再見歌並示範撥弦，Y竟願意撥弦，並持續，不再哭鬧。原本二十分鐘的課，為誘發Y的第一次主動意願（independence, I）音樂行為，此時已是四十分鐘後。

〈說明〉：1.PA、VA、I 是三種由被動轉為主動的行為，這也代表學習動機及改善問題指標。I>VA>PA。

2.在MT環境中，需讓個案盡量接觸不同的樂器，再從最初樂器上，建立平等、互動關係、非語言溝通……。

3.忽略法對本個案是行為修正的第一關鍵步驟，必須在接觸首要時間施行，方可減少哭鬧行為的次數與時間。

89.6.8（第七次）Y進入治療室已不再哭鬧，坐在椅子上等待T拿出鐵琴唱敲〈你好歌〉。Y在鐵琴自由式敲法未能跟隨T之快、慢速度，僅按自己速度。預備／開始（參考MT技巧1）尚需VA；「哈巴狗」二個4分音符PA回應（參考MT技巧2），肢體律動仿作不注視T且間歇性，以音樂有／無（BM技巧3）有改善，持續力無法超過一分鐘。手鼓仿敲，未聽即敲。……

89.9.21（第二十一次）1：2第三次。鐵琴已可跟隨T之快、慢速度作上下行音階滑奏，有時不願等自閉症男孩敲完即拿走棒子。敲鼓（參考MT技巧3）已可敲完一整首，只是偶爾搶拍。可將不高

255

第四章　臨床兒童音樂治療個案實例

興與很不高興在大鼓區分敲出，並告訴T何種聲音是Y現在的心情（參考治療目標1-2）。歌曲〈小雞〉已能歌唱加動作，眼睛注意力持續看T。律動和自閉症男孩牽手仍需VA，可維持站在原位不跑掉。……

補充資料三　音樂治療數據紀錄

姓名：X X 揚，出生：87 年 06 月 27 日，性別：男。

診斷代號：3155，診斷名稱：Mixed Development Disorder，音樂治
　　　　　療師：張乃文。

治療日期：87 年 06 月 27 日至 87 年 06 月 27 日，一週一次；
　　　　　1：1 計 19 次，一次 20 分鐘，1：2 計 13 次，一次 40 分
　　　　　鐘，共計 32 次。

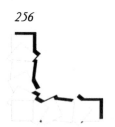

兒童音樂治療

次數	日期	目標1-1						目標1-2			目標2						註
		0%	20%	40%	60%	80%	100%	0分	1分	2分							
1	4/27	✓						✓									1:1
2	5/4	✓						✓									
3	5/11	✓						✓									
4	5/18	✓						✓									
5	5/25	E	E	E	E	E	E	E	E	E	空白						Y假
6	6/1	E	E	E	E	E	E	E	E	E							Y假
7	6/8				✓				✓								
8	6/15				✓				✓								上 Orff
9	6/22	✓						✓									
10	6/29		✓					✓									
11	7/6				✓												
12	7/13						✓		✓								
13	7/20					✓			✓								
14	7/27					✓			✓								
15	8/3					✓			✓								
16	8/10						✓		✓								
17	8/17						✓		✓								
18	8/24	TE	TE	TE	TE	TE	TE	TE	TE	TE	目標2						T假
19	8/31						✓				1	2	3	4	5	計	
20	9/7						✓				X	X	X	X	X	0%	1:2
21	9/14						✓				X	X	X	X	X	0%	上幼稚園
22	9/21						✓		✓		X	X	X	X	X	0%	
23	9/28						✓		✓		X	X	X	X	X	0%	
24	10/5						✓				X	X	X	X	X	0%	
25	10/12						✓		✓		X	X	X	0	X	20%	
26	10/19						✓		✓		X	X	X	0	0	40%	
27	10/26						✓				X	X	X	X	0	20%	
28	11/2						✓		✓		X	0	0	X	X	40%	
29	11/9						✓		✓		X	0	0	0	X	60%	
30	11/16	TE	TE	TE	TE	TE	TE	TE	TE	TE	−	−	−	−	−	TE	T假
31	11/23						✓		✓		X	0	X	0	X	40%	
32	11/30						✓		✓		X	0	X	0	X	60%	

257

第四章　臨床兒童音樂治療個案實例

補充資料四 音樂治療圖表紀錄

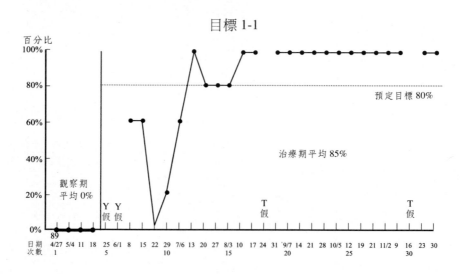

目標 1-1

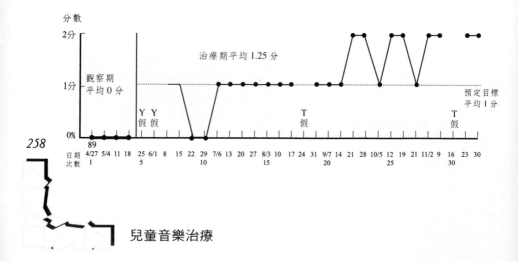

目標 1-2

兒童音樂治療

目標 2

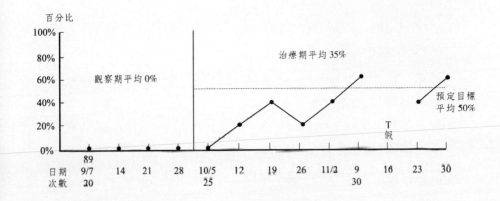

百分比

- 100%
- 80%
- 60%
- 40%
- 20%
- 0%

觀察期平均 0%

治療期平均 35%

預定目標
平均 50%

T
假

日期	9/7	14	21	28	10/5	12	19	26	11/2	9	16	23	30
次數	20				25					30			

89

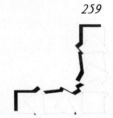

259

第四章 臨床兒童音樂治療個案實例

♪ 本章延伸研討議題 ..

1. 安排一學期一位兒童身心障礙個案對象,定出三次拜訪他／她的時間(間隔一個月),一次三十分鐘,每一次都和他／她一起做音樂活動,分析個案的音樂能力強弱勢,分析比較自己音樂能力的強弱勢。

2. 可做不記名問卷方式或實地走訪,比較同一個案做不同治療的幫助、家長對不同治療的感受、治療師們對家長配合度的想法、對自己提供給個案的治療滿意程度……等其他相關議題。

參考文獻

中文部分

孔繁鐘編譯(民 87)。DSM-IV 精神疾病診斷準則。台北:合記。

石崎朝世編著(民 86)。家有過動兒怎麼辦?台北:大樹林。

朱乃長譯(民 90)。聰明的笨蛋:一個閱讀障礙症患者的故事。台北:業強。

李郁芬譯(民 91)。遲語天才——愛因斯坦症候群。台北:新苗文化。

洪蘭譯(民 90)。腦中有情:奧妙的理性與感性。台北:遠流。

陳勇利等編譯(民 86)。病理生理學手冊。台北:合記。

郭為藩等編著(民 71)。特殊兒童的教育診斷。台北:正中。

兒童音樂治療

繆靜玫譯（民88）。**過動兒**。台北：新苗文化。

英文部分

Anderson, K. N. (rev. editor) (1994). *Mosby's Medical, Nuring, and Allied Health Dictionary*. 4th edition. Mosby-Year Book, Inc.

Boxill, E. H. (1985). Treatment as process. *Music Therapy for the Developmentally Disabled,* p.87-118. Aspen Publishers.

Bruscia, K. E. (1991). Off-beat music therapy, *Case Studies in Music Therapy,* p.73-98. Gilsum, NH; Barchhlona Publishers.

Brownell, M. D. (2002). Musically adapted social stories to modify behaviors in students with autism: four case studies. *Journal of Music Therapy, 19*(2), p.117-144.

Colwell, C. M. & Murllss, K. D. (2002). Music activities (singing vs. chanting) as a vehicle for reading accuracy of children with learning disabilities: a pilot study. *Music Therapy Perspectives, 20*(1), p.13-19.

Colwell, C. M. et al. (2001). Disability stimulations and information: techniques for modifying the attitudes of elementary school music students. *Journal of Music Therapy, 18*(4), p. 321-341.

Denmark, J. (1994). Children who do not speak. *Deafness and Mental Health*. p.37-45. Jessica Kingsley Publishers.

Gregory, D. (2002). Four decades of music therapy behavioral research designs: a content analysis of journal of music therapy articles. *Journal of*

Music Therapy, 19(1), p.56-71.

Kern, P., & Wolery, M. (2001) Participation of a preschooler with visual imp-
airments on the playground: effects of musical adaptations and staff de-
velopment. *Journal of Music Therapy, 18*(2), p.149-164.

Register, D. (2001). The effects of an early intervention music curriculum on
pre-reading/writing. *Journal of Music Therapy, 19*(3), p.239-248.

Selikowitz, M. (1993). Attention (hyperactivity) and sequential organiz-
ation. *Dyslexia & Other Learning Difficulties.* p.111-119. London: Ox-
ford University Press.

Wethered, A. G. (1993). Response to music. *Movement and Drama in Therapy-
A Holistic Approach*, p.127-132. Jessica Kingsley Publishers.

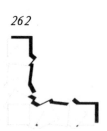

兒童音樂治療

第五章

音樂治療師與家長、
老師和其他專業
的互動關係

第一節
音樂治療師與家長的互動

小寶是張太太的老三，他的前面有兩個姊姊，張太太好不容易一舉得男，懷孕至三十週大時，就因羊水先破而嬰兒提早出世。張太太抱著視覺神經受損、且尚待觀察是否有部分腦傷的早產兒小寶，四處打聽復健相關醫療機構，只要哪裡或哪一種治療不錯，張太太立即抱著孩子去試一試。當她第一次抱著當時已五個月大的小寶，主動要求做音樂治療時，小寶在母親的懷裡哭個不停，而張太太也一直處於傷痛期，情緒不穩地敘述過去種種經歷。筆者見狀，詳細說明張太太現在所處的本身身心狀態，若進行治療，未必對小寶有利，建議她在家中，就可以做一些簡單安定自己與小寶的音樂安撫情緒活動，等三個月以後再回來看看是否適合做音樂治療。俟小寶八個月大，筆者再見到母子時，雙方情緒都比之前要穩定，且親子互動關係具流動性並富感情，因此治療師決定開始進入音樂治療。

兒童音樂治療

不是每個早產兒個案都需要在母子關係穩定後，才做治療，而是必須看家長本身處於傷痛時期的處理自我、與對新生命來臨或意外的應對調適能力。有的家長需要的是安定、清楚的協助言語，花一段時間就可慢慢自我調整過來；但有的家長卻需要專業人員積極、強勢、有技巧的介入，藉助外界力量，帶入規律性的系統，自己才能穩定下來。以上必須靠治療師的專業判斷與經驗，來決定適當的介入治療時機。

　　通常家長帶孩子來做音樂治療，有以下幾種形態：

一、筋疲力竭型的家長

　　這裡指的家長，多數是母親。帶孩子找上音樂治療之前，幾乎所有各式各樣的方法都已嘗試過了；無論大醫院、小診所的健保給付治療或一般自費民俗療法，如：物理治療（註一）、職能治療（註二）、語言治療（註三）、氣功療法、求神問卜、針灸、算命、改名字……。甚至也請了特教老師，時段性的加強輔導孩子相關上課課程。在多方面耗資費時奔走求助下，家長希望孩子能進步、再進步，或者家長看看還有什麼治療尚未作，聽說有音樂治療，而找上音樂治療。在這種情況下，大部分家長都已筋疲力盡，心理壓力沉重，因為做了太多不同的治療、接受不同的建議，也不是非常清楚孩子的情況，因此表現較無力感、判斷力弱、猶豫不決、心中失去準則。通常在音樂治療評估時，一旦治療師談及真正問題核心（問題不一定只有在孩子身上），家長通常會潰堤落淚，

令人為其辛勞、又找不到著力點而不忍。

二、打聽觀望型家長

　　家長聽說音樂治療不錯，但要自費，多方考慮之後，姑且試試。此類型的家長，多半採觀望態度，通常以孩子是短期之內（會以一至兩個月為標準）是否有明顯的進步，作為是否繼續做治療的依據。殊不知孩子在治療中的學習，也因個人的生理機制、學習模式不同而反應、表現出來有所不同。通常有某方面障礙類別的個案，在初期的表現是緩慢或持平的，等到個案熟悉了新介入治療的方式，並且真正找到問題關鍵所在，則改善幅度就較明顯。如果以擔心金錢花費，來緊縮決定孩子可能改善障礙的時間期限，反倒在孩子進步快要揚升時而中斷，十分可惜，若真是如此，倒不如最初時就不要嘗試。當然從另一方面來看，如果遇到實在不適合的治療師，認為該停止治療時，還是要立即停止。

三、穩定計畫型的家長

　　母親對音樂有部分的了解，或者會彈奏鋼琴等其他樂器，心中相信音樂一定可以提供孩子適度的幫助。家長雖懂一些音樂，但常提出的疑問是，不知是要唱歌給他／她聽？教他／她彈琴？還是多聽古典音樂等其他方法？此類型的家長，較有主張，較有計畫性，也較清楚孩子的問題癥結，只是對於專業治療的方法了解不深，不知該如何用確切的方式，幫助孩子。

兒童音樂治療

音樂治療師面對上述三類家長，要很客觀的從個案的最大利益考量，來決定是否鼓勵家長帶個案來做音樂治療，以及如何設計音樂治療計畫；而非一味迎合順應家長要求，因為未經全面審慎評估，立即做治療，這並不是身為負責任的治療師應有的態度。面對不同類型的家長，音樂治療師要如何因應？與家長配合，共同為孩童在治療期間，以獲得最大的利益為考量？

　　而音樂治療師方面：

一、音樂治療師面對筋疲力盡型的家長

　　面對第一類型家長，重要的是藉由晤談，幫助家長清楚了解到她目前處於什麼樣的狀態，例如：自己帶孩子來回於各處醫療、機構，疲於奔波的結果是否真的達到所期望的效果？如果沒有，是哪一個環結出了問題？是跑了太多地方？自己精力無法負荷？還是孩子體力有限？此時治療師的角色是客觀反應、分析家長與個案的身心狀態，至於是否需要調整作息，仍然必須由家長自己決定。也有部分家長自己面臨特殊兒童帶來複雜的家庭問題、夫妻問題、婆媳問題，未能有效的處理，在未獲得家人支持、體諒、關心、分擔時，帶著孩子做治療，也可能無法長久或因家人的不支持而獨力面對、身心煎熬。無論是何種情形，治療師均要盡可能安妥大人、小孩，將大人、小孩的問題分開處理，讓兩方身體狀態、體力精力穩定下來後，再談治療，是兒童音樂治療的第一要步。若急於第一時

267

間就立即治療，無視個案的照顧者與個案的關係，通常這情形下做治療，效果有限，幫助也有限。

二、音樂治療師面對打聽觀望型的家長

面對第二類型家長，重要的是解說分析個案障礙問題所產生的問題現象，讓家長清楚明白，促使家長在心態上也投入參與，尋找對個案最適合的治療學習模式。例如：孩子上課不專心，有可能是幾個原因：聽覺處理訊息速度跟不上老師說話的速度、認知智力問題、老師所講的內容可能重複性高或不生動，而覺得無聊……。家長之所以打聽觀望是因為沒有適當管道得到足夠資訊，或懶得進一步收集更詳細的資訊，因此治療師應主動、耐心、清楚的提供口頭或書面資訊，有助於家長認識音樂治療、孩子障礙問題等相關資訊，消滅或去除家長心中疑慮後，對於日後個案做治療未嘗不是將阻力化為助力，直接影響到治療的效果。

三、音樂治療師面對穩定計畫型的家長

面對第三類型家長，則視家長音樂能力，提供家長音樂治療介入的方式與介入的深淺程度，是為重點。此類家長是知識性要求較多的家長，適度的要求家長參與，可提高或釐清音樂治療介入的適切性與純粹音樂活動介入的不同。況且，家長更能藉由音樂治療的適度參與，親身體驗治療的作用與背後考量個案身心狀態的用意與目的。例如：口語發展遲緩的孩子，有可能是：接觸菲傭／印傭的

兒童音樂治療

語調不同的國語、甚少說話的照顧者褓姆／阿嬤、因常感冒引起中耳炎等其他聽力問題……。因此常與孩童玩聽唱遊戲、聲音仿作遊戲、找尋藏起來樂器的遊戲，先篩選是否有聽力的問題，再來處理語調的問題，讓家長逐步了解治療師的音樂治療活動介入方法、時機與步驟。在音樂治療中，音樂不是只有唱唱、敲敲、打打、跳跳，更有其治療技巧介入的巧妙。如此增強家長對音樂治療的了解後，並予以從旁協助，則個案將受惠更多。如果家長心急而介入方法過急，有不適當的作法、觀念出現，治療師也必須適度提醒。

第二節
音樂治療師與不同類型老師的互動

方老師是小玫小學二年級的班上老師，小玫因家裡經濟因素，加上父母離異，不曾上過幼稚園。進入國小後，每天上下學只見阿嬤來接送小玫，卻從來沒見過她的父母出現過。小玫的功課始終跟不上同學，講話也詞不達意說不完全，上課不聽方老師講課，不是發呆就是拿筆一直畫圈圈；回家因阿嬤年紀大，又要撿廢紙賣錢，功課沒人盯，以至於作業幾乎沒寫。方老師認為小玫智力不差，只因隔代教養與不

完整的家庭環境，使小玫失去與同年齡相同的學習機會，自信心因而低落，而且與同儕關係不佳。用心的方老師想盡辦法，包括打聽早期療育機構，看看是否能讓小玫接受療育，但因小玫年齡已八歲，超過了六歲以前可接受早期療育的機會。方老師也向資源班老師請教，但也因人力有限，無法給予小玫太多額外時間的指導；方老師也想到相關治療方面的機會，因此找上筆者，談談音樂治療可以提供哪些幫助。

上述個案顯示在平常音樂治療工作中也會遇到間接或直接的詢問。對於小玫，音樂治療師提供兩個方向，一是從小玫的家庭生活著手——先找政府社會福利單位，請社工師幫助這孩子處理目前生活環境，看看是否有改善的空間以及小玫應享的兒童相關福祉；二是從小玫的學校生活著手——聽方老師敘述小玫的情形，因家中除阿嬤外，並無其他大人，要進入治療系統，恐怕不實際，故建議方老師從小玫在班上現階段的能力與興趣著手。方老師說小玫愛畫圈圈，因此音樂治療師就建議從小玫畫的圈圈開始相關的音樂遊戲。只要班上同學在音樂遊戲的規則內，發出一種自己喜歡的聲音，小玫就依照該聲音，覺得聲音像什麼，就畫出聲音圈圈，接下來可由一種聲音發展成一個字、一個詞、一句話；另外，讓小玫也有機會發出聲音、字、詞、語句，使班上同學將之畫出不同代表的圈圈，由圈圈再帶入音符節奏音樂遊戲的教學，使小玫與同學建立互動機

兒童音樂治療

會，同時學習課本中相關的字詞。數月後，小玫的情形獲得初步改善，她尤其喜歡因畫圈圈發展出來的音樂遊戲，已與班上同學打成一片，雖然功課仍與班上同學有段差距，但字詞能力也持續增加中，老師交代的功課至少完成一半。阿嬤對小玫的進步，很感謝方老師，而方老師的用心努力，也看得到部分成果。

音樂治療師所接觸的老師，因個案的不同情形、負責老師的職權，其能發揮的影響力也不盡相同。如上述小玫例子，乃因國小老師對孩子關心，並積極行動，詢問音樂治療師，而做了間接提供資訊的諮詢工作。雖然沒有直接做治療，但音樂治療師確實提供可能改善個案問題的方法，提供課堂上增進小玫與同學互動的音樂治療介入技巧，以及以小玫現有能力為主設計的實用相關音樂活動，如此間接幫助了個案；這種屬於間接接受諮詢治療的方式，也是音樂治療的工作範圍。

通常音樂治療師接觸的老師類型，分為下列三種：

一、幼教老師

活潑好動的偉偉，是家中唯一的金孫，除了老一輩的爺爺、奶奶、外公、外婆疼愛外，叔叔、阿姨更是輪流寵愛，三天兩頭的買各式各樣最新型的玩具給偉偉玩；爸爸忙於事業，教養偉偉的事就全教給媽媽了。每當媽媽要管教偉偉時，家人立即干預保護，

深怕偉偉受一點點委屈。上了幼稚園，偉偉霸道、獨我、任性的行為，更加明顯；最令班上老師傷腦筋的是，偉偉根本就坐不住，跳上跳下，一點都不怕危險，脾氣也大的不得了，稍微一點挫折就哭躺在地上，耍賴不起。老師懷疑偉偉是過動症，而且有行為問題，請家長帶偉偉去醫院心智科看醫生門診，家人非常不諒解老師，阿嬤更生氣的責怪老師沒教好。倒是媽媽惦記著老師所說的話，想和爸爸商量商量，考慮帶偉偉去檢查。

　　音樂治療師最常接觸的老師類型就是幼教老師，通常幼教老師是站在幼兒進入團體生活環境的第一線，比較敏銳，甚至比家長更早一步發現幼兒可能有某方面與其他小朋友不太一樣的情形。因此音樂治療師要充分與幼教老師合作，共同用心來篩選過濾發展上可能有障礙的幼童。上述偉偉的例子，若老師有某些懷疑，與家長溝通後，最好跑一趟醫院，由醫師來診斷，看行為上是否真的符合過動症的條件——不易專心、衝動、過動，還是偉偉有過動的傾向，或者是精力旺盛，以至於較為好動。另外，加上後天大人教養因素，是否有行為問題需要修正，也一併由專業人員評估，再處置。這些愈早發現愈好，經診斷後安排不同的治療方式，包括藥物治療、親職教育、行為修正個人或團體治療……，早點改善情形；如果拖延至上小學後，有了課業上一定進度的學科學習，家長才來面

兒童音樂治療

對孩子行為、情緒問題，對孩子的學習是不利的，而且需要花更多的心力來處理。由於我們的國小老師因九年一貫的教育政策施行，上課前就要花許多時間準備教材、處理學生雜事、行政事務，所以能花在照顧特別需要處理個案的時間與精力實在有限。

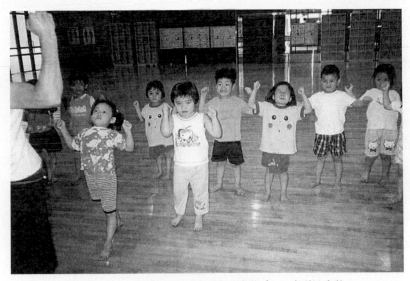

照片5-1　幼童在幼稚園的活動中，音樂活動
的律動、唱遊占了相當的比例。

　　因為幼童在幼稚園的活動中，音樂活動的律動、唱遊占了相當的比例，這恰好與音樂治療的音樂活動性質相近，最適合藉由幼童在幼稚園的音樂活動，發現身心障礙問題。例如：四歲的小朋友在

273

律動時，動作常與其他小朋友相反，卻一直企圖站在與老師同方向的位置，通常這樣的小朋友會選擇站在老師與小朋友的中間的分界線，以方便模仿老師的動作。這行為說明多種可能：

1. 該名小朋友特立獨行，天生喜歡與人不一樣。
2. 小朋友可能其左右方位的辨識及反應尚未成熟。
3. 小朋友有可能有自閉症幼童其中一項「同向」（相同方向）學習特點。
4. 小朋友可能是學習障礙的視覺方向上，先天這部分大腦視覺組織結構看物體時，左右、橫直、上下方向異於一般小朋友（請參考第四章個案實例報告——閱讀障礙：唸書常跳字或贅字的小玲）。

　　如果幼教老師發現這情形，可多留心幼兒行為一段時間，調整變化一下他所站的位置與所做出的動作，並多加注意他／她是否有與其他幼童不太一樣的行為表現，如果幼童行為仍持續如此，老師的懷疑加深，請就地轉介全國各地早期療育通報中心（請參考附錄五），做初步評估篩選；看兒童心智科／兒童復健科醫師門診或直接找專業治療師詢問。

　　音樂治療師可提供幼教老師最簡單、最基本的音樂活動篩選幼兒問題的協助，這些除了上述幼童律動時的動作表現外，還有幾方面值得一提：

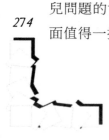

兒童音樂治療

㈠聽覺記憶問題

也就是四歲幼童年齡，一整首一句三個字的兒詩，最多只能記住三個字，這表示認知學習上已經遲緩，因為記憶力是學習過程中很重要的一環，而在幼童發展中，尤其三歲以前，聽覺記憶又比視覺記憶更明顯影響到語言的發展。

㈡視覺空間問題

也就是當有幼童玩敲奏鍵盤樂器時，敲下去的音的位置常偏差一定距離，例如：要敲Do音，卻常敲到Re音（比Do音往右一個音位置），甚至敲到Mi音（比Do音往右兩個音位置）；或者，要敲Do音，卻常敲到Si音（比Do往左一個音位置），甚至La音（比Do往左兩個音位置）（請見圖5-1）。若常有此現象，必須先排除幼童握棒問題（棒子太長）或小肌肉肢體操作問題，再來才看是否是視覺空間問題，影響到敲打位置；也就是原本正確應該看Do音位置，卻看成Re音、Mi音、Si音或La音，因而影響到鼓棒敲下去的正確位置，這是視知覺問題（請參考第三章第二節音樂治療個案障礙問題分類）。

Sol	La	Si	Do	Re	Mi	Fa	Sol
			●				

X——X　　　　X——X

圖5-1：●表示應敲打的位置，X表示誤敲的範圍。

第五章　音樂治療師與家長、老師和其他專業的互動關係

㈢注意力問題

也就是注意力分散，不容易集中；這也有幾種可能因素：智商高學習快速的學生、過動症（ADD／ADHD）幼童、聽覺訊息處理異常（CAPD／APD）幼童、老師上課內容無法吸引幼童……。

㈣語言問題

也就是說話字詞表達不清楚或過少、發音不清、少講話。音樂活動唱遊時，幼童學習一陣子後，仍無法完整唱完，或唱時腔調奇怪，有可能是語言發展遲緩、構音問題、發音機制問題、耳朵聽辨問題、心理因素、家庭因素……等原因。

以上問題經幼教老師發現後，也是盡量轉介全國各大醫院早期療育聯合評鑑中心，透過專業評估，醫師診斷，發現問題，進入治療；但有的個案雖經評估後，仍須請幼教老師持續觀察一段時間，再追蹤檢查，才能更清楚幼童的真正障礙問題。因此音樂治療師若能充分與幼教老師配合、相互交流音樂相關活動，對篩選問題兒童而言是極大的幫助。

二、特教老師

小安是多重障礙孩子；後天腦傷，造成肢體左側手腳半邊偏癱的腦性麻痺孩子，雙眼視覺能力只有約見光影的程度，學東西僅靠聽力，但學得很慢，對智力發展影響很大；他脾氣很大，一不高興會摔東

兒童音樂治療

西、大聲尖叫、常捏痛當場靠近他的人。小安已經八歲，媽媽苦心用心認真的找盡一切方法，求教許多特教老師，希望小安有一些些進步。因為小安很喜歡唱歌，唱歌時很開心，學校特教老師嘗試用簡單敲打樂器，配合 CD ／錄音帶歌曲，來帶動小安參與活動。剛開始還蠻能穩住他的情緒，但時間一久，小安無論上什麼課，都要唱歌，若不依順他，他就大吼大叫，影響特教老師上課進度，特教老師困惑是否該繼續運用音樂方法，引導小安在其他課程的學習行為。

　　特教老師的專精在於了解特殊幼童／成人障礙問題，無論任何障礙類別，依特教老師各人所長，施以身心障礙者特殊教育，使身心障礙者在學校教育環境中，與其他人一樣有機會接受適合他／她們的教育學習方法。因為音樂治療師與特教老師所服務的對象，交集較幼教老師大，所以相互交流的訊息也很頻繁。唯一不同的是音樂治療師是面對各類身心障礙者，施以專精的音樂或聽覺相關能力訓練治療方式，而特教老師面對各類身心障礙者，施以專精的各種教育方式，兩相互補，相互支援。另一方面，音樂治療師也必須向特教老師吸取特教理念，以助治療個案時的長遠規劃；而特教老師在使用音樂相關教學活動或集中個案聽覺練習時，也可向音樂治療師徵詢意見。

　　上述個案小安，因他是多重障礙的學齡後孩子，又只有聽覺感

第五章　音樂治療師與家長、老師和其他專業的互動關係

官功能較好，在他幼童時期聲音的介入，就需計畫詳盡、使用一致。聲音包括他聽到的聲音、他接受到的語言聲音，以及音樂本身，一般人是不須區分那麼清楚，因為有視覺感官分擔學習理解；但對嚴重視力問題的孩子而言，耳朵如同首要環境認知偵測機，而聽覺理解無法取代視覺理解，且聽覺理解不容易理解抽象、立體的事物，因此訓練聽到的聲音時，必須立即以觸覺代替眼睛觸碰之。而且這聲音在初期時，要簡短，尤其口語說話時，須只提到重點字，一些贅言要避免。例如：教認識「桌子」這名詞時，只要說「桌子」，然後拉他的手碰觸桌子，等記住、感受深了，再加入動詞，以「摸桌子」（立即以緩和輕撫動作碰觸桌子），「拍桌子」（立即以重力拍打動作碰觸桌子），但教之前必須想清楚教這些的實用性，以及這是否與其他名詞或情境重疊。另外，「動詞＋名詞」比「形容詞＋名詞」要容易理解，因此教完「摸桌子」、「拍桌子」後，再來教「大桌子」、「小桌子」，「圓桌子」、「方桌子」，如果熟悉了再加入複雜一點的形容「吃飯的大桌子」、「畫畫的小桌子」。以上進行方式只是原則，凡事仍須按個案的學習反應做調整。

　　而小安錯失幼兒期有效、一致的學習方法，進入學齡後，仍要施行同樣方法，只是花費修正的耐心與時間，要比幼兒期更多；若再錯失學齡時期的教導，到了青少年時期，習性已養成，牽就大於教導，不容易重建學習模式。

　　特教老師處理小安問題時所抱持的心態，是盡量耐心教導。因

兒童音樂治療

為小安已錯過幼童期可較有效建立的聲音與行為因果關係的規範與學習，因此建議仍保留他喜歡的唱歌、聽音樂學習動機，但須配合行為改變技術（註四），只要他上課大吵大鬧，可以立即帶離教室，遠離聲音環境或教室內所有聲音立即安靜，抽離聲音；後者施行起來較麻煩，但「無聲」的效果會令依靠聽覺聲音的障礙者，警覺到似乎什麼不太一樣，而會逐漸停止他正在進行的行為。這如同音樂進行中的休止符（無任何音樂）時，最叫人屏息以待，期待接下來的音樂會如何發生，是一樣的道理。把握小安學齡時期的修正教導，就是對他最大的幫助。

三、音樂老師

> 小傑的小提琴蕭老師對小傑最近拉琴表現很傷腦筋，原因是原本學習進度一直不錯的小傑，現在似乎陷入了學習瓶頸，不但懶得拉琴，而且好一陣子情緒低落，蕭老師試了一些方法，包括與家長溝通了解在家練琴的情形、休息一陣子暫不上課、變化教琴的方式、正面與小傑談話、請教其他音樂老師……等，但效果似乎不大。蕭老師仍不放棄，在參加音樂治療研討會時，提出了上述問題。

幾乎所有的音樂老師都會經歷學生有以上的學琴低潮，有的老

師在瓶頸時期多加鼓勵學生，等時間一過，自然好轉；有的老師則採取較嚴格的方式，強力加壓，期望幫助學生度過低潮。但不知道各種教樂器的音樂老師是否有注意到，因瓶頸無法突破而放棄學琴的學生，占了學琴學生的多少比例？又有多少學琴學生不太願意提起過去學琴的經驗？又有多少音樂班、音樂系的學生是真正適合以「音樂」為職業的？

在這篇幅中，筆者是以曾是學音樂的學生、曾是音樂老師、曾參與台灣區音樂比賽音樂行政工作，以及音樂治療師的經驗與立場，從學琴者學習的生理機制、心理角度以及學習模式，來看學習瓶頸問題，提供音樂老師部分教音樂時的參考。

學琴的學生遇到學琴的困難，是在所難免的；而這瓶頸分為三方面：

㈠學習生理機制

所謂學習生理機制，是指人因生理狀態不同，而有不同學習模式生成。每個人天生的大腦結構與神經元（註五）的發展，以及後天環境刺激下神經元某一區的稀與密之連結，影響人的學習。其中主要有三個主要的感官在幫助我們學習，它們分別是視覺學習、聽覺學習、觸覺學習。而一般人會發展成一項主要優勢感官學習及另一項輔助感官學習。例如：以眼睛看圖片、人物、立體空間……記憶較強、反應較快者，可能主要優勢感官學習是視覺學習；如果以耳朵聽辨、聽記、聽理解……反應較佳，其主要優勢感官學習是聽覺學習；若喜歡動手組裝、拆卸……，其主要優勢感官學習是觸覺

兒童音樂治療

學習。有的人兩種不同感官學習均很優勢，有人就較明顯可區分出何種感官學習比較優勢，而三種感官學習均是優勢的人較少。無論哪一種感官學習是優勢，都是在幫助個體在人類的社會中學習；而學習技術、學習知識，在在都是從競爭比較中，得到較好、更多的資源，以便在下一回合中取得優勢，這是人類不斷進化必須付出的代價。

　　用此觀念來教音樂，孩子遇到瓶頸時，音樂老師除了音樂技巧外，也較明白應該從哪一個角度切入，來幫助學生。例如：當學生吉卜賽舞曲（Gipsy dance）彈得不好時，可從幾個地方檢視。第一、要先看生理小肢體部分──基本手指技巧是否仍欠缺練習？還是指節長短、肌肉張力、肌肉痙攣……等生理構造的問題影響彈奏（若不清楚，可以請教物理治療師……等專業人員）？第二、學生心中對音樂樂句感受不深？若是視覺感官為主的學習型學生，可能需要音樂老師提供吉卜賽舞曲的舞衣圖片、吉卜賽舞蹈錄影帶（其中片段最像所彈樂句的那一段舞蹈），或將樂句的每一個音，依學生的感受用不同色彩／圖形排列出來。經過較強烈的視覺訊息，引發刺激大腦邊緣系統（註五）主要負責的情緒區域，在學習上就有加分的效果，這是視覺感官為主的學習型學生，其大腦處理外界訊息時，看（視覺）會比聽（聽覺）的能力較為有效的道理。若是聽覺感官為主的學習型學生，聽覺感受較強，音樂老師多哼唱，或者學生以自我發聲之聲音回饋方式，做哼唱吉卜賽舞曲、聽吉卜賽舞曲曲風的CD／錄音帶，幫助較大；若是觸覺學習主勢的學生，收

第五章　音樂治療師與家長、老師和其他專業的互動關係

集、分類吉卜賽舞曲相關地理區域的實物，如：鏡子、手飾、石塊，或將譜曲影印，要學生將相同樂句的小節，黏貼創作成學生喜愛的實物作品。

　　也許有音樂老師認為這太複雜、嫌麻煩，現實教學中不可能做到如此地步；也許有的音樂老師認為學生學不好是資質問題，不是教法問題，但或許學生音樂能力，不一定是他的優勢潛能，但藉由音樂學習開發他的優勢潛能，對音樂老師來說，不也是功德一件嗎？依照不同個人生理學習模式，來看學生學琴時所遇到的問題解決方式；音樂技巧也許較容易突破，學生生理機制學習模式的知識，就不只局限在音樂領域了。如果嘗試以上述方法來教音樂，音樂老師會發現自己是最終的受惠者——了解自己的教學方式適合何種學習模式的學生。學生在學習音樂上，也會覺得有趣，而且當教學符合自己特別的感官學習模式時，學習動機較高。

(二)學習心理

　　有的學生的問題不是音樂技巧，也不是優勢感官，而是日積月累儲存下來的情緒阻塞。這有可能源自老師教學示範的觸碰方式、老師的說話責罵語氣（也可說是語言暴力的一種）、老師漫不經心的教學態度、老師身體的氣味、家長的態度、同學間的競爭壓力……等。孩子是敏銳的、情感豐富的，只是他／她尚無法像大人一樣掩飾許多事物，心理因害怕、羞恥、嫌惡而無法以口語表達時，心理的情緒高牆逐漸堆積，在家長無察覺、老師未留意的情況下繼續上著課，孩子就用慢性、消極的方式抵抗。學琴成為一種痛苦、

兒童音樂治療

負擔。因此了解學生的心理狀況，是保持學生學音樂持續力的最佳方法之一。

㈢精神心靈引領

一位眾所公認或家長相互推薦好的音樂老師，能教出優異出色、比賽得冠的學生，除了因為老師教琴出眾、學生音樂稟賦資優，還需要家長財力人力配合，當然值得慶賀道喜，因為這結合了三方面的努力——音樂老師、學琴學生、學琴家長；但如果音樂老師不挑選學生，依學生類別不同，未因其是否真具有音樂資質優

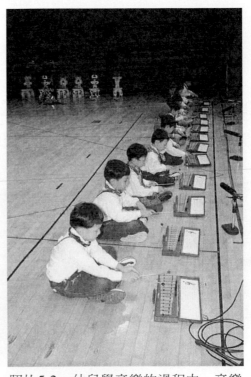

照片5-2　幼兒學音樂的過程中，音樂老師的精神心靈的引領影響深遠。

異，都盡量幫助他們突破個人的學習瓶頸，藉助教授音樂或音樂本身，來引領學生認識世界，提升生活中藝術美感，這樣的音樂老師更令人佩服。筆者認為，有一些觀念在音樂老師教音樂的過程中，可以放入教音樂的精髓內容，那就是精神心靈的引領。

283

第五章　音樂治療師與家長、老師和其他專業的互動關係

前面提到如果音樂老師不挑選學生，依學生類別不同，幫助學生突破個人的學習瓶頸，那麼通常這樣的老師，其心靈價值觀的想法，會遠遠大於物質資源的獲取，如此這樣的老師較容易傾向想要從音樂技巧以外，更廣泛的角度來幫助學生。如果教音樂前，先架構出自己實際、非空泛想像的教音樂的目的，是為謀生工具？暫時工作？理想實踐？再自問要教給學生什麼？音樂技巧？做人生活態度？美的欣賞？個人相信音樂老師不同的教學動機與目標，一定影響教音樂時的態度。有的音樂老師以學生比賽優勝為取向，有的以教學樂趣為取向，有的以賺一次算一次為取向，無論是哪一種，音樂老師教音樂原本就有多種不同目的，與其他行業沒有什麼不同，但如果以學生的收穫為最大考慮，並以培育精神層次的提升為主，相信這是大部分音樂老師願意做的。有一個方式，筆者建議音樂老師不妨試試，也就是為學生明列學琴的目標（請見表5-1）。除了大方向下面的幾個主要目標外，其他得獎盃、增加視譜能力、參加樂團／合唱團、幫人伴奏、參加社區音樂會義演、能將故事書內容自行配音樂、為他人介紹自己熟悉的樂器／音樂……等多項次要目標，均是音樂在生活中實踐最好的方式。所以即使音樂比賽沒得獎、沒擠進音樂班，這只是一個大目標其中一項次要目標暫未達成，不代表其他次要目標或主要目標不能達成。如果太強調比賽成敗的嚴重性，而忽略了比賽中最重要的勇氣承擔、信心培養、臨危不亂的學習（畢竟孩子是孤獨一人在台上面對那比賽的幾分鐘），將來所造就出來的可能只是輸不起的琴匠，或者是眼中只看重比

兒童音樂治療

賽、計較，其他事物一概漠不關心的生活低能兒。這就是音樂老師或藝能科老師異於其他性質工作的任務，除了教音樂外，更需要提供孩子精神心靈的引領。另一方面，音樂老師若要幫助學生突破精神心靈的瓶頸，在平常教音樂的時候，人生價值觀也需要明顯注入教學精神中。例如：走音樂表演精緻路線的人，並不一定必須與物質豐盛、金碧輝煌畫上等號；音樂比賽差了零點五分，現實的決定了名次，但卻決定不了日後是否成為真正成功的生活參賽者。畢竟音樂天才終究屬於天才，他／她只占全部學音樂人口的極少數比例；而大部分音樂資質不錯、聽覺能力敏銳、聽辨力佳、學得也不錯的孩子，通常是聽覺感官為主要學習型的孩子，加上遇到不錯的音樂老師，音樂方面成就當然會大些；而視覺感官為主要學習型的學琴者、觸覺感官為主要學習型的學琴者，須在學習音樂時，結合他項其天生生理學習機制強勢能力，成就也可觀。因此任何學音樂的人，其將來發展，可大可小、可寬可窄、可高可低，音樂老師的影響不能說不大。而音樂老師也不能不知道學生的學習生理機制、學習心理以及精神心靈引領，其自身無形的影響力量，是無遠弗屆的。

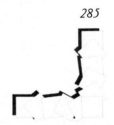

第五章　音樂治療師與家長、老師和其他專業的互動關係

表 5-1　音樂老師在教音樂時為學生確立的大方向

大方向：提高精神心靈力量
主要目標：音樂技巧？做人生活態度？美的欣賞？
次目標一：得獎盃（自我學習檢測）。
次目標二：視譜能力增加（自我看譜能力精進）。
次目標三：參加樂團／合唱團（提升自己與多人音樂合奏能力）。
次目標四：幫他人伴奏（提升與他人共同合作音樂能力，自己與他人關係）。
次目標五：參加社區、醫院音樂會義演（社區參與，自己與生活社區的關係）。
次目標六：能自己將故事書內容自行配音樂（創作力）。
次目標七：為他人介紹自己熟悉的樂器／音樂（口語表達與臨場反應能力）。
……

　　學音樂除了自己由衷地喜歡音樂外，也能發揮音樂傳播者的作用，讓更多沒有機會接觸到音樂的人，能因你這位「音樂人」，而被吸引、有所動容，讓生活微小細節變得細緻化、體貼化、包容化，也盡本分，使生活舉手投足之間，看得見音樂特色之一的組織分明曲式、聽得見強弱節奏、感受到旋律的優美；而這傳播的地方不一定在國家音樂廳、文化中心演藝廳，而是在學音樂的這個人本身，也就是學音樂或教音樂的人，是活生生的音樂傳播個體。

兒童音樂治療

精緻化是藉由音樂來美化我們的心靈；而怡然自得的美化心靈是為未來成長的路準備擁有應對萬變的能力。有許多學琴的學生，技巧高超，但並未因技巧出類拔萃，而心懷寬柔；多年的競爭比較下，心機攻心，或是麻木萎縮，再過數年，不得已或積極成為教琴的搶錢族，一路還算平順的隨人生航浪漂行，直到遇上生命中的生活無情暴風捲浪衝擊：例如懷胎數月，孩子出生時卻胎死腹中的打擊，從此封凍自我，走入憂鬱深谷；一個婚姻關係中對方外遇，即潰不成軍，一蹶不振；一個從事業如日中天到被人拐騙，天生潛在疾病因而發病；一場天災人禍，造成肢體傷殘，躲進黑暗。以上人生歷程中，克服障礙時所缺少的不是音樂技巧，而是學音樂的過程中，經由外在的耳提面命，而內化為內在生成的精神力量，而平時音樂等藝術的精神引領，可否能在人生關鍵時刻，產生抗壓力量，並勇敢、具智慧地迎向人生的種種變化？可否因著藝術人文的精神教化，引發人們在灰暗谷底，重燃希望？這就要看平時是否灌溉心田了！

　　相信學音樂、教音樂的人，心中多少有個提示聲響：這精神心靈力量，我們放了多少的努力在我們的音樂教學裡面？教學生音樂的目的只有教他／她技巧嗎？從事音樂教育的老師，感受到的音樂教育課程裡，是否一直缺少什麼？雖然隻手難抵大環境的制度、風氣、走向，但這是否完全與我無關？而台灣這塊寶島，從學習音樂動機、音樂教育環境、音樂表演藝術的角度來看，是否在某些部分，某些角落，是以隱藏心態、各立山頭、制度鞭打靈魂的忍痛

第五章　音樂治療師與家長、老師和其他專業的互動關係

著、迴避著、閃躲著。而我們是否一直畏懼，拒絕正視那些早已在心頭翻攪許久的不適？

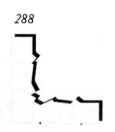兒童音樂治療

悅雲是高三音樂班畢業的學生，不幸車禍受傷，做了神經外科的顱內切開手術，病情穩定後，轉往復健科醫師繼續做復健相關治療。她的口語表達無異，但記憶力部分受損，左手操作不再像從前那麼靈活，原本可彈奏流暢又有力度的蕭邦〈革命練習曲〉，現在連彈手指練習的〈哈農練習曲〉，都顯得吃力；另外情緒上起伏也非常不穩定，家人都不敢在她面前提到任何可能令她不悅的字眼、話題，以免觸怒了她之後，又是一頓脾氣。復健科醫師考慮該病患是音樂班的學生，轉介個案做音樂治療，看看是否在物理治療幫助其肢體復健，職能治療師幫助其適應後續生活機能之外，音樂治療可否藉由她過去學習音樂的經驗與記憶，幫助她做音樂基本技巧與情緒壓力的心理信心復健。因為復健科醫師了解音樂治療的服務性質，又正巧單位有音樂治療師，可提供音樂治療服務，給了悅雲一個可能可以縮短療程，且她較熟悉的音樂，作為復健工具。

第五章　音樂治療師與家長、老師和其他專業的互動關係

在醫療體系中，音樂治療師會接觸到醫師、護理人員、不同工作性質的治療師，而醫療體系中的治療項目中，除藥物治療外，其他治療項目多少會運用「音樂」相關活動，尤其是治療對象是幼童的話，用音樂活動吸引幼兒興趣，參與治療項目，不但可提高動機，更能轉移做部分治療的肢體疼痛；但光在治療項目中使用「音樂」相關活動，即稱之為「音樂治療」，是件唐突的事，也是不了解真正音樂治療全貌之說法。

音樂治療目前在台灣的發展近十年時間，與其他專業，如物理治療、職能治療、語言治療相較之下，仍屬初步階段，而與藝術治療、舞蹈治療差不多同時發展。音樂治療有其專業訓練與培養，在與其他專業交流時，若其他專業有不了解或需要協助時，應盡量就近提供訊息，但音樂治療也必須虛心研究、請教其他專業的專精與精華。而音樂治療師與其他醫療專業的互動如下：

一、醫師

音樂治療師可提供醫師音樂治療的相關治療細項、方法、療效……等，以便醫師做診斷或轉介時的參考依據。

二、物理治療師

如果兒童復健科的物理治療師執行屬於其物理治療專業之步態治療項目訓練，需要音樂治療師提供意見時，則音樂治療師需介紹包括節奏、拍子速度……等音樂特性，提供物理治療師參考。

兒童音樂治療

三、職能治療師

如果兒童心智科的職能治療師，設計屬於其職能治療專業的團體治療項目，須藉助音樂活動時，音樂治療師就須就包括樂器、歌曲、活動方式，提供職能治療師參考。

四、語言治療師

如果耳鼻喉科的語言治療師，在訓練病患聽覺相關能力時，音樂治療師就可以提供包括樂器、音色、和聲……等音樂特性及誘導發聲的音樂治療活動，提供語言治療師參考。

五、護理人員

如果常與護理人員往來，傳達推廣音樂治療服務內容與項目，可使門診或住院病患接獲音樂治療的訊息，若有需要，也可以找音樂治療師進一步了解。另外，音樂治療師也可協助護理人員將病患的某些衛教課程，帶入音樂活動，增加病患和家屬的出席率與參與感。

同樣的，音樂治療師必須多了解物理治療師就人的電、光、熱等物理特性，來治療人的生理肢體問題；職能治療師就人的生活需求，幫助患者在疾病、創傷等問題出現後，盡可能恢復生活機能與自主性的治療內容；語言治療師則就人的成長、疾病、手術後等的

聽、說能力，幫助病患達到溝通目的；心理師就人的心性、特質、情緒、認知、觀念、想法、作法，幫助病患盡可能有平衡健康心理狀態、理性／感性兼具的認知功能，達到穩定狀態。

所謂專業人員便是就自己本行的知識與技術，在面對對象是「人」的時候，無論就其疾病、心智、學習、情感、心靈，提供自己的專精，使這個無論成人或幼童的「人」，得到他／她應得的教育、醫療服務。各行有各行的專攻，相互尊重，彼此協助。而音樂治療與藝術治療、舞蹈治療一樣，同屬非語言的治療方式，對於上述的不同性質老師、醫療專業人員，更可以提供職務上帶來的壓力紓解管道與倦怠感，不失為音樂治療的另一項服務。

音樂治療師除了與其他專業相處外，也要學習與自己的相處；也就是處理工作與生活劃分清楚、朋友與個案／個案家長的情感關係區分，以及壓力處理管道。壓力處理管道最好的是找到一種與自己專業無關係，又有興趣的其他知識性、娛樂性活動，不但能認識其他生活領域的人，也能不斷保持好奇的學習動機，這就是壓力紓解最佳管道。

♫ 本章延伸研討議題 ..

1. 列出個人所認識學音樂的人，對他／她印象最深刻的是什麼？他／她是否有影響到、甚至改變你個人？為什麼？

2. 列出自己喜歡的若干音樂曲名，思考回想一下，哪些音樂最能代表你周遭生活中的人物。

兒童音樂治療

3.僅就個人工作所長，列出幾位最常往來的其他領域專業人員、朋友，並試著記下，溝通討論了哪些主題？且分析哪一位分別代表你個人發展四大項認知、肢體、情感、社會互動的最佳拍檔？看看還有哪些尚未挖掘的人力資源？

參考文獻

中文部分

胡因夢等譯（民 90）。**當生命陷落時**。台北：心靈工坊。

陳韋達譯（民 86）。**心靈醫療**。台北：聯經。

蔡美玲譯（民 83）。**了解人性**。台北：遠流。

滕淑芬譯（民 90）。**學音樂，孩子更聰明**。台北：智庫文化。

謝孟雄著（民 79）。**社會工作與醫療**。台北：桂冠。

英文部分

Atterbury, B. W. (1993). The effect of piano accompaniment on kindergartners' developmental singing ability. *Journal Research of Music Education, 41*(1), p.40-47.

Choksy, L. et al. (1986). Influences on methods, approaches, and philosophies of teaching music in the latter half of the twentieth Century. *Teaching Music in the Twentieth Century,* p.12-23. Prentice-Hall.

Carin, A. A., & Sund, R. B. (1989). How can you improve questioning and

第五章　音樂治療師與家長、老師和其他專業的互動關係

listening skills? *Teaching Modern Science.* 5th ed., p.152-162. Merrill Publishing Company.

Cutietta, R. A., & Haggerty, K. J. (1987). A comparative study of color association with music at various age levels. *Journal Research of Music Education, 35*(2), p.78-91.

Glover, J. A., & Bruning R. H. (1990). The exceptional student. *Educational Psychology - Principles and Applications.* 3rd ed., p.484-513. Harper Collins.

Gordon, A. M., & Browne, K. W. (1985). The teacher's role. *Beginnings and Beyonds: Foundations in Early Childhood Education.* p.107-130.

Hack, P. (1982). A study of high school music participants' stylistic preferences and identification abilities in music and the visual Arts. *Journal Research of Music Education, 30*(4), p.213-220.

Jellison, J. A. (1982). Talking about music: Interviews with disabled and nondisabled Children. *Journal Research of Music Education, 39*(4), p. 322-333.

Shaffer, D. S. (1988). Altruism and prosocial development. *Social and Personality Development.* 2nd ed., p.274-305. Brooks/Cole.

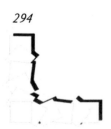

兒童音樂治療

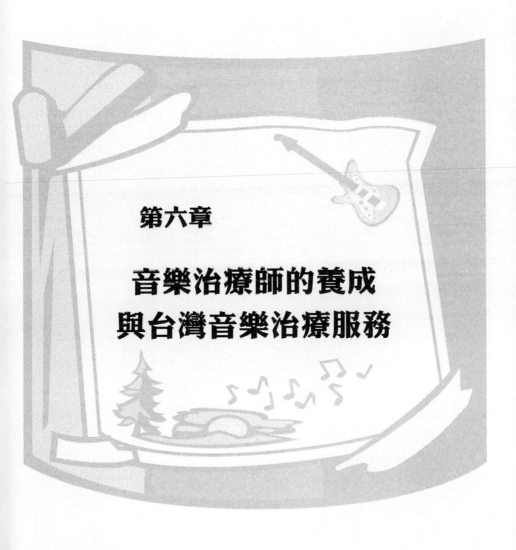

第六章

音樂治療師的養成
與台灣音樂治療服務

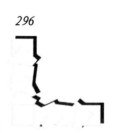

第一節
音樂治療師的養成

　　音樂治療師的工作性質，不同於音樂老師、特教老師或其他性質治療師，它的特點是：提供音樂的知識（music knowledge）、啟發個案音樂發展能力（musical development）的治療方式以及治療專業技巧（specialist skills in therapy）。如果對音樂治療工作有興趣，準備投入之前，在相關的能力要求下，要有心理準備，想要在音樂治療的路程走得怡然穩健，需要體力、耐力、眼光放遠，以及對同一事物有不同思維。

　　上述有關音樂治療師的工作性質的第一個特點：音樂知識，是至少須有大專音樂系入學考試的程度，有相當音樂程度基礎後，才能適當運用這個知識；接下來的第二個特點：啟發個案音樂發展能力，也就是熟悉人的發展、人的身心障礙以及如何應用音樂啟發人的音樂能力，增強其優勢能力來改善其弱勢能力；第三個特點則是：專業治療技巧，每一派別與治療技巧，有其特殊性，是偏向神經的、心理的、復健的、精神的領域，可按自己興趣鑽研。

兒童音樂治療

一、美國音樂治療研修方式

㈠以修得學位爲主

有學士、碩士、博士學位。課程依各校各系教師資源、專長為主，所受的訓練較為完整。內容大致分四類，包括：

1. **音樂術科**：約占全課程的50%，有音樂理論、音樂史、鍵盤技巧、主修樂器、聲樂、吉他、指揮、銅管／木管／打擊樂器、合奏／合唱、爵士樂、電腦音樂……不等。

2. **音樂治療課程**：約占全課程的23%，臨床觀察與技巧、音樂與心理、音樂與行為、音樂治療概論、音樂治療技巧I、II、III、音樂應用於各障礙類別……不等。

3. **醫學、心理、特教課程**：約占全課程的23%，一般解剖學、一般生理學、普通心理學、變態心理學、教育心理、社會學、身心障礙者心理、行為科學……不等。

4. **實習課程**：約占全課程的6%，校內每學期每週一次不等、校外一次半年至一年不等。

㈡以取得音樂治療師資格爲主

有音樂背景，不想唸學位但想考音樂治療師資格者，有的學校採密集一年半的方式，有的學校採三個暑假方式進修。上課內容有的學校要看先前的相關程度來決定修習總學分，從四十到八十個學分，甚至更多，都有可能。

㈢在職進修方式

　　每年暑假修課，期滿後無學位，採登記方式為在自己工作領域添加音樂治療服務。有些學校不錯的課程，會集中在暑假密集開課。如果本身職業是音樂表演、音樂教師……，也各有其必須補修課程內容的方式。

　　合格音樂治療師的考試之前，需要審核三個項目：1.學校成績單正本；2.學位或相關課程修習證明；3.音樂治療六個月實習證明。經考試合格者，成為正式擁有MT-BC（Music Therapy-Board Certification）音樂治療師的資格，也是職場的驗證需求。

　　依美國音樂治療協會（AMTA）二〇〇三年的音樂治療相關會員調查：目前全美音樂治療協會會員約3,367人，其中外國會員占5%；年薪平均約美金40,000元，相當台幣1,400,000元（台灣音樂治療師全職目前年薪約台幣400,000-700,000元），較前一年（二〇〇二年）增加3%。其中男性占12%，女性占88%，年齡介於二十至五十歲之間。音樂治療師工作對象超過四十六種不同性質的病患，四十五種不同性質工作單位；在音樂治療師工作的處所，約有一千個以上的機構與部分保險涵蓋音樂治療；約有一百七十五個機構提供音樂治療每年預算經費介於美金1,000-10,000元（相當台幣35,000-350,000元），而台灣目前醫療、學術硬體設備不到二十處，預算經費介於台幣500,000-2,000,000元不等，這些是因為幾乎所有音樂治療單位均是新設立或成立不久的。

　　另外，AMTA二〇〇三年的音樂治療相關會員教育調查：音樂

兒童音樂治療

治療博士占4%，音樂治療碩士占23%，音樂治療學士占39%，無音樂治療學位（持其他學位者）占34%。因美國其他性質治療師的學歷要求都在碩士以上，因此音樂治療專業的教育人才能力培養，逐漸向上提高到碩士以上程度。現今全美有九十二所學校有音樂治療系所，而研究所以上有二十四所，占所有系所26%。

二、英國音樂治療研修方式

㈠音樂治療證書（Diploma in Music Therapy）

資格為高年級研究生之後的一年密集課程，需要高標準的彈奏技巧與音樂表達的品質，臨床學科則包括每週有三處不同的實習地方，每週有心理學、音樂治療理論與應用、肢體動作、團體動力、即興、一般音樂……等相關講座、研討會、工作坊。

㈡都會大學的 Nordoff-Robins 音樂治療證書（The City University Diploma in Nordoff-Robins Music Therapy）

高年級研究生之後的一年密集課程，在Nordoff-Robins音樂治療中心進行；需要高標準的鋼琴彈奏技巧、觀察、團體討論、學校與醫院的訪談，臨床學科則包括兒童發展、兒童病理、兒童精神、音樂個人／團體即興、音樂資源與曲目、每週聲樂、肢體動作……等相關課程。

㈢Roehampton 機構的音樂治療證書（Diploma in Music Therapy-Roehampton Institute）

高年級研究生之後的一年密集課程；申請者須送核證明音樂相

第六章　音樂治療師的養成與台灣音樂治療服務

關能力的訓練。鍵盤技巧較鋼琴技巧優先要求，強調在個人與團體的共同即興音樂、注重病患人格特質更甚於其功能不全、學習者的聆聽與觀察技巧；學科有心理學、人類溝通、精神疾病……等。另外鼓勵學生經由自我探索、分析、展延，增加自我認識與能力技巧。

㈣ Bristol 大學繼續教育系在職進修二年的音樂治療證書課程（The Department of Continuing Education at the University of Bristol, part-time, two-year Music Therapy Diploma Course）

　　是提供給二十五歲以上，在教育、醫療、社福、音樂單位工作，無法全職上課的在職生，以每週一次，連續兩年時間，修完課程，外加二百四十小時的臨床實習。

三、澳洲音樂治療研修方式

　　澳洲的國家教育協會（The National Education Board）授權澳洲四所大學設置音樂治療訓練課程。要成為合格的音樂治療師——登記之音樂治療師（Registered Music Therapist, RMT），學生必須完成下列四所學校任何一所學校的修習課程。

　　1.墨爾本大學（University of Melbourne）——有學士、碩士、博士學位課程。相關課程有音樂治療介紹、社會／發展／臨床心理學、兒童／成人病患的音樂治療、音樂心理學、臨床音樂治療1、2、3、4、音樂治療方法1、2、3、音樂治療在醫療體系設置……等。

　　2.昆士蘭大學（University of Queensland）——有音樂治療學士、碩士學位及兩年研究生證書（Post-graduate Diploma in Music

兒童音樂治療

Therapy），學位相關課程較學術性，有音樂治療研究方法、健康科學研究過程、諮商與心智健康……等；證書相關課程較實用性，有特殊教育介紹、音樂治療理論與應用A&B、音樂治療臨床練習技巧A&B、個人發展及健康照護……等。

3.科技大學（University of Technology）——雪梨校區〔Sydney（UTS）Kuring-gai campus〕：研究生證書（Graduate Diploma in Music Therapy），以兩年半兼職修課，需有音樂背景的音樂、教育、護理、健康……等學士學位。

4.西雪梨大學（University of Western Sydney）（Nepean）——與澳洲諾多夫－羅賓斯音樂治療協會建教合作：研究生證書（Graduate Diploma in Music Therapy），以兩年半兼職修課，主要課程集中在三個方向，分別是音樂治療技巧1&2、創造性音樂治療實作3&4與專業練習。

四、德國音樂治療研修方式

德國音樂治療以心理治療（psychotherapy）為主，研修考核後正式音樂治療師資格為Diplom Nusiktherapeut（FH）。有八所大學、十三個機構有音樂治療學位、相關訓練課程，分為三種類別：

1.研究生程度（gradual levels）：在Heideberg與 Magdeburg大學（始於1999年），需四年全職修習。

2.後研究生程度（post-gradual levels） 大學碩士證書：在Hamburg、Berlin……等大學。需兩年全職或三年兼職修習。

3. 後研究生程度（post-gradual levels） 大學進階研究：在Sie-
gen、Main……等大學。需兩年全職或三年兼職修習。

課程各校不一，大致內容有：

1. 音樂治療──包括音樂治療史、音樂治療理論基礎、音樂治
療方法／觀念／技巧、音樂治療研究……。

2. 音樂學──包括音樂社會學、聲響學基礎、音樂心理、音樂
風格……。

3. 音樂理論──包括聽寫、和聲、伴唱、指揮、聲樂、樂器、
團體音樂……。

4. 心理與醫學──包括心理基礎學、發展心理學、人格心理、
社會醫學、心理病理研究、心理治療基礎、溝通技巧……。

若對美、歐、亞……等世界二十七國之音樂治療研修訓練有興
趣者，請參考附錄二。

五、如何成為成功的音樂治療師

音樂治療師是全方位的終身學習角色，除了學理、臨床工作
外，還包括認知（學術、工作坊、演講）、技術（實作、接受督
導、督導他人）、口語溝通、文字能力、邏輯思考能力、專業／私
人情感處理能力……，都需要努力，這不僅鼓勵並培養認真投入的
用心專業人才，更為音樂治療的專業作長遠發展準備，並與其他專

兒童音樂治療

業接軌、交流，奠定穩固的基礎，是絕對必要的。成為一位音樂治療師，不是有了光鮮亮麗的職業名稱，就能走得扎實、走得久遠、走得心歡意滿；要到達上述境界，還須有三項條件：

(一)興趣

這是所有希望自己事業、工作可長可久的人，必須優先考慮的問題。對於音樂治療如果沒有濃厚的興趣（不單只為它的名稱被吸引），對於「人」沒有熱誠關切，對於解決個案障礙問題沒有強烈動機，工作不久，很容易就會因個案改善遇到瓶頸、音樂治療技巧不夠成熟、薪資不理想、自己精力有限、個人瑣事、家庭牽絆……等因素，而工作得意興闌珊、索然無味。如此，不僅對自己、對個案，都不是健康有益的互動關係。

(二)能力

這裡的能力包括專業能力、人我關係能力、自省能力。專業能力是持續進步的最佳利器，它可使自己保持工作效益在最佳狀態；了解人我關係的內省能力，是在職場左右逢緣，將阻力減少到最小的工作智慧能力；而自省能力是最重要的平衡力量來源，平衡於個案與治療師、物質與精神、家庭與事業、理想與現實、前進與後退……。

(三)使命感

對於工作投入的深度與廣度，靠的就是使命感。使命感是遠方引領的一個可超越現實障礙的精神召喚，它可以使人為理想投入最後僅剩的資源，絞盡心力，也甘之如飴。

第六章　音樂治療師的養成與台灣音樂治療服務

以上條件展述，是筆者在臨床工作多年，和個案、家長、專業人員、家人相處時，所得到的些許心得，與所有已經是音樂治療師的同行、即將成為音樂治療師的新鮮人、想要成為音樂治療師的學習生，以及從事療育的工作者，共同分享勉力。

第二節
台灣音樂治療服務發展與展望

專業音樂治療在台灣的發展也不過十年上下；初期隨著少數幾位對音樂治療陌生、好奇的國內大專院校音樂系畢業學生，遠渡重洋赴美、德繼續研修音樂表演、音樂教學或音樂教育學位時，大膽轉唸或同時選唸音樂治療學位。之後，幾位留在求學當地工作，另外三～六位陸續回國，成為第一批接受國外專業訓練，並成為合格音樂治療師的人，在最資深的台灣音樂治療前輩張初穗老師的帶領下，她與幾位台灣本土披荊斬棘、優秀熱心的音樂系或音樂背景的投入者，開始在機構從事音樂治療工作。

從個人到團體，少數幾位音樂治療師的聚會，到組織成有歸屬的團體，有形無形藉助了非常多的人力、財力。最初幾年是由佳音音樂文化機構、台北第一兒童發展中心、仁仁音樂教室、國際特殊兒童才藝中華民國總會支持，接著資深留日音樂老師——欒珊瑚老師，捐助其私人人脈、財力，支持成立了由多位醫師、特教、語言、

兒童音樂治療

音樂、音樂治療相關人員組成的「中華民國應用音樂推廣協會」。這名稱與「音樂治療」似乎完全沒有關係，乃當初送件時，因國內專業音樂治療師尚未達三十人可組織成專業學會，因此衛生署尚未認核「音樂治療」在名稱上的合法性。現因近幾年也有「藝術治療」、「舞蹈治療」專業治療師回國服務，因此在名稱上可暫為「藝術治療研究協會」、「舞蹈治療研究協會」；因此「中華民國應用音樂推廣協會」也進行更名為「中華民國音樂治療研究協會」中。

幾年後，各音樂治療師辛苦經營，透過無數的演講、座談會、研討會……，音樂治療才逐漸慢慢開始被提起、介紹、報導、訪問，連帶醫療院所、基金會、開始試用音樂治療專業人才做臨床治療應用服務，以致發展到今天在臨床服務、推廣／教學活動、音樂治療專業學術研究上，有一些成績。以下就這三方面作說明。

一、臨床服務

㈠施行人員

可分兩部分：

1.具國外音樂治療學士／碩士學位者，並為國外專業音樂治療協會鑑定之合格認證音樂治療師，目前約十五位。

2.具音樂能力且在實務多方鑽研之特教老師、音樂老師、護理人員、心理師、神職人員……。

㈡施行地點

包括復健科、精神科、教養機構、安寧病房、榮民之家、兒童

發展中心、早療中心、學校學生輔導中心……等，共十六所醫院及機構。其中醫院有十所，專職音樂治療師有六所，暫停一所；機構有四處，均為兼職的音樂治療師，學生輔導中心一處（目前暫停），亦為兼職的音樂治療師。台灣目前（西元二○○三年七月）音樂治療服務單位，請參考表6-1。

㈢施行對象

各年齡層均有，包括身心發展遲緩、身心障礙者、精神病患、一般學生、癌症病患、老人……等。

㈣費用

健保目前無「音樂治療」給付項目名稱，又各醫療、機構採行不同服務方式，從自費、部分殘障補助到併入它項治療。

二、推廣／教學活動

目前台灣對音樂治療的認識，已受到社會大眾的注意。一般大眾目前對音樂治療的需求，可分兩方面：對專業音樂治療的初步概念認識，與相關臨床在職人員進修。前者藉由報章、雜誌、新聞媒體逐漸開始報導，而音樂治療季刊《悅音》，也呈現多位音樂治療師的臨床工作心得與經驗。後者藉由參加專業研討會的人員愈來愈多，所需要的即是進階性的音樂治療臨床技巧研修。在極有限的音樂治療師（不是所有音樂治療師回台後，都投入音樂治療的工作）人力、財力情況下，要持續、有規模的舉辦，不是件容易的事，但這是件重要的事，早放在投入音樂治療工作人員的心頭，目前仍然

兒童音樂治療

以分散全台身兼數職的十多位音樂治療師量力而為的方式努力做著，雖然速度不及學員心急需求，但只要累積到一定能量與資源，相信就會有掌聲的成績產生。

音樂治療歷年來，也在國內舉辦不少國際研討會，吸引許多不同領域的專業人員參與。以下是組織成立後的年度音樂治療國際研討會整理，邀請了特教、輔導、精神、行為、科技……方面專精的國外音樂治療師，來台進行交流，國內音樂治療師也將工作心得分享報告：

* 一九九三至一九九四年：由資深的張初穗音樂治療師發起音樂治療研究會，每兩至三個月舉辦一次演講；此活動仍持續至今。

* 一九九四至一九九五年：國際特殊才藝協會中華民國總會增設音樂治療推廣小組。每兩個月舉辦一次演講，並於一九九五年八月邀請美國紐約市具三十多年音樂治療經驗的諾道夫羅賓斯博士（Dr. Clive Robbins）夫婦抵台，作一周的專業研習會。

* 一九九六年六月：由多位自美、德返國的音樂治療師、精神科醫師、復健師、特教界先進……，正式成立「中華民國應用音樂推廣協會」，由欒珊瑚老師擔任理事長。

* 一九九七年六月：協會邀請美國資深音樂治療師的「音樂引導想像法」（Guided Imagery through Music, GIM）訓練中心主任暨麻州 Anna Maria College 音樂治療系主任——Lisa Summer 抵台，作四天的專業研習會。

* 一九九八年五月：協會邀請美國北卡羅萊納州 Queens College 的

第六章　音樂治療師的養成與台灣音樂治療服務

McClain 抵台，作四天「特殊兒童音樂治療法」的專業研習會。

* 一九九九年六月：協會邀請美國賓州 Immaculata College 音樂治療與表達性藝術研究所主任 Sister Jean Anthony Gileno 抵台，作兩天「跨越二十一世紀音樂治療新趨勢——生理回饋與壓力管理」的專業研習會。

* 二〇〇〇年七月，德國漢堡大學 Decker-Voigt 博士來台作一週研習。

* 二〇〇一年五月，諾道夫羅賓斯博士二度來台作一週研習。

* 二〇〇二年因故未辦音樂治療研習。

* 二〇〇三年四月，國內服務於醫療、機構的多位音樂治療師，假台北輔仁大學作本土音樂治療相關經驗講習會。

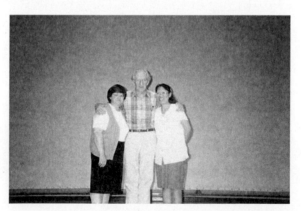

照片6-1

一九九五年筆者與應邀來台的資深音樂治療先驅諾道夫羅賓斯博士夫婦（其夫人 Carol 於離台後，癌症發病過世，令人十分懷念她示範治療時的優美歌聲）。

兒童音樂治療

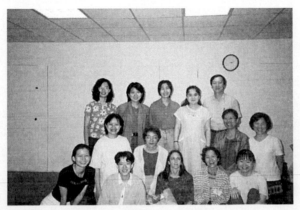

照片6-2

一九九七年「邦妮音樂引導意象音樂法」訓練中心主任 Lisa Summer 女士應邀
來台（Lisa Summer 女士第一排中間，筆者第二排右二）。

　　另一方面，大專院校學生也在多元的教育觀念下，對音樂治療
產生興趣與要求。就像二〇〇三年長庚大學，學生主動要求學校在
暑假期間，開音樂治療的暑修課程；北區國立陽明大學與台北藝術
大學跨校合作，以及私立輔仁大學推廣教育中心，也預計開設藝術
／音樂治療相關學程或學分班。現今在十幾所大專院校開音樂治療
課程中（表 6-2），僅有台北醫學院醫學研究所醫學人文組，在該
所所長江漢聲醫師秉著醫學專精技術，卻更具人文深遠關懷下，將
音樂治療的課程推進至研究所程度，是國內音樂治療發展重要的推
手之一。然而因制度與人事考量關係，要提高音樂治療的運用與專
業知識，僅有不穩定開開停停的選修課程，對音樂治療在台灣扎根
的工作與推動，是一種警示提醒；相信這是任何新的學科領域剛開

第六章　音樂治療師的養成與台灣音樂治療服務

始發展時必經的歷程，只希望這樣的黑暗摸索時間縮短，有福的才是需要音樂治療服務的大眾。

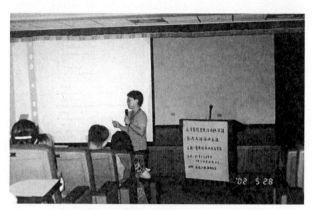

照片6-3

筆者二○○二年於高雄輔英科技大學之音樂治療講座

三、台灣音樂治療專業學術研究

在近十年的音樂治療發展中，推廣與研究並不容易併進。音樂治療季刊《悅音》二○○三年四月第二十四期中，吳佳慧治療師就台灣近十年音樂治療博碩士論文及期刊文章發表，作了清楚的調查分析。國內相關研究不到一百篇，分散在醫學、護理、聽語、心理衛生／諮商輔導、特教、國教、文教、表演藝術……其他相關等領域，文章內容以概念性、初步介紹性質為最多，用於醫療研究的只有在癌症末期／臨終、手術前後壓力疼痛減輕之效應、精神科應用三方面。而特教方面以音樂治療介紹與自閉症之音樂治療兩方面較

兒童音樂治療

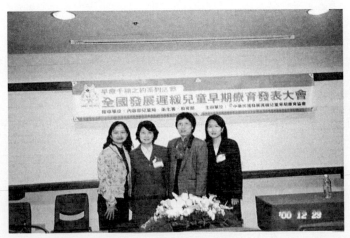

照片6-4

二〇〇〇年全國發展遲緩兒童早期療育發表大會
（左自右：林芳蘭音樂治療師、宋鴻燕教授、筆者、蕭斐璘音樂治療師）

多。吳佳慧治療師特別在文章指出三個要點：⑴國內目前無音樂治療專業期刊；⑵國內音樂治療專業人才缺乏；⑶音樂治療專業人才在專業文章的發表比率偏低。藉由該文略窺台灣音樂治療相關研究尚為處女地，若時機成熟來臨，研究意願與價值自然提升。

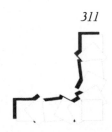

第六章　音樂治療師的養成與台灣音樂治療服務

表 6-1　台灣 2008 年音樂治療服務單位

機構名稱	音樂治療服務單位	服務方式 個別：A 團體：B 其他：C	收費狀況	施行者	聯絡電話
北部醫院／診所					
臺安醫院	表達性藝術治療中心	A B C（融合治療團體）	收費方式請電話洽詢	洪進麗 張孝慈 林歆敏 遲毓珊	(02)2771-8151轉2566/2567
長庚紀念醫院北院區（台北、林口、桃園分院）	復健科（小兒復健、成人復健、護理之家）	A B C（音樂與物理、職能、語言治療或特教之聯合課程）	收費方式請電話洽詢	陳鑾齡	台北： (02)2713-5211轉3086 林口： (03)328-1200轉8149 桃園分院： (03)319-6200轉2256
台大醫院	精神科成人日間留院	B		林心怡	
永和博群復建診所		A B	收費方式請電話洽詢	陳柏如	(02)2244-2489
中部醫院					
中國醫藥大學附設醫院	兒童醫學中心	A B	收費方式請電話洽詢	徐琬婷	(04)2205-2121轉2129/2130
南部醫院					
高雄市凱旋醫院		A B	收費方式請電話洽詢	鄭夙雯	(07)751-3171轉2227/2228/2229
高雄縣長庚紀念醫院	復健科 心智科 精神科	A B	收費方式請電話洽詢	李蕙如	0966-500919 0920-011919 (07)731-7123轉8949
高雄榮民總醫院	家醫科安寧病房		收費方式請電話洽詢	謝馥年	(07)342-2121轉7105/8105
北部機構					
台北啟明學校		A	不需收費	洪進麗	

兒童音樂治療

財團法人普立爾文教基金會		A	機構部分負擔	洪進麗	(02)2657-1989 轉6665
台北靈糧堂諮商中心	台北靈糧堂	A	收入的百分比	章華	(02)2369-2578
財團法人台灣癌症基金會		B	不需收費	謝馥年	02-8787-9907
唐氏症基金會附設歡喜學園		A B（不限障礙類別）	收費方式請電話洽詢	林芳蘭	(02)8923-3378
台北縣愛家發展中心	台北縣政府委託辦理	A B（不限障礙類別）	收費方式請電話洽詢	林芳蘭	(02)2900-3553
城中發展中心			收費方式請電話洽詢	林蕙如	(02)2364-3036
張宇群職能治療所		A B		林心怡	(03)558-3413
財團法人福榮融合教育推廣基金會	早療部	A B		林心怡	(03)575-3133
財團法人新竹市天主教仁愛社會福利基金會晨曦發展中心	專業服務部	A B	1:1-30分- $ 600; 1:2-40分-$ 400; 1:6組親子團-60分-$ 330.	蕭瑞玲	(03)578-4633 轉3601
東部機構					
黎明教養院	門諾會	A B	本院院生免費服務	陳綺慧	(03)832-1220 轉1509
中部機構					
台中市學前幼兒融合教育示範中心	台中市政府社會處（委託財團法人微龍教育基金會）	B C (融合治療團體課程)	對外幼兒融合團體互動課程；一期八堂／一小時八百元（其餘政府補助）	徐琬婷	(04)2202-2226
南部機構					
高雄市腦性麻痺協會		A B	機構負擔	劉怡欣	(07)381-0691
財團法人喜憨兒社會福利基金會	高雄分會	B	機構負擔	劉怡欣	(07)7266096

製表：張乃文（2003 年 7 月）；修訂：2007 年 1 月、2008 年 8 月。

第六章　音樂治療師的養成與台灣音樂治療服務

表 6-2　2008 年台灣音樂治療現況

學術教學單位（以97學年度第一學期開課為主）		系級	選/必修	任課教師	修課限制（可否提供校外生選修或旁聽）
北部	國立台北教育大學	幼兒與家庭教育學系（大四）	選	陳譽齡	—
	台北市立教育大學	特教系		陳淑瑜	—
	私立台北醫學大學	醫學人文所	選	謝馥年	—
		通識中心			
	私立輔仁大學	音樂系（大三）	選	林歆敏	供同校外系生選修
		臨床心理系（大三）	選	林芳蘭	依規辦理
		臨床心理系（大四）	實習（選）		
	私立東吳大學	音樂系（大四）	選	章華	經系上同意可旁聽
	國立新竹教育大學	音樂系 特教系			
	私立苗栗育達商業技術學院	幼保系	選	吳佳慧	—
東部	國立東華大學（美崙校區）	音樂系	選	陳綺慧	
南部	國立台南藝術大學	應用音樂系音樂治療組	必	謝馥年	
	國立台南藝術大學	應用音樂系音樂治療組	必	陳譽齡	
	私立台南科技大學	幼保系		吳幸如	
	國立中山大學	音樂系	選	鄭夙雯	
	私立文化大學	高雄推廣部	選（夜）	李蕙如	無
		高雄推廣教育部	選	劉怡欣	—
	私立樹德科技大學	通識教育學系	選	劉怡欣	可供校外生旁聽
	國立屏東教育大學	幼教系			

音樂治療相關研究計畫名稱	所屬單位	計畫主持人	負責人	參與治療師
輕度失智症健康促進輔導員培訓計劃	內政部	台灣失智症協會 湯麗玉秘書長	音樂治療：林芳蘭	林芳蘭
Music Therapy and Dementia, Music Therapy and Autism or Asperger's Syndrome	衛生署委託研究 高雄長庚醫院國科會計畫	台灣失智症協會 張瓊之醫師	台灣失智症協會等 神經內科、心智科	李蕙如

製表：張乃文（2003 年 7 月）；修訂：2007 年 1 月、2008 年 8 月。

兒童音樂治療

四、未來期許

　　未來台灣音樂治療將往證照制度、學術研究、臨床服務等多方向努力邁進；它的需求決定於市場、它的專業決定於投入人員中具專業素養的比例。相較於美國音樂治療近五十多年的發展，台灣音樂治療發展成熟度，好比小學生與中年人士的年齡差距，有的是活潑可愛、不知天高地厚、不憂油米柴鹽的成長階段。一個專業領域的發展需要人力、時間、經費，從細瑣雜事、業務推展、專業提升，需要關愛音樂治療的各方有心、有力、有財、有專業研究技術、臨床治療技術、家長團體、病友會……的人，投注大小不等的力量；慶幸並感謝有許多具名、不具名的人，在前十年不斷的支持、鞭策音樂治療的發展，期望在下一個十年中，能見到音樂治療內在力量的成長獨立，外在持續藉助灌溉，加上更多的激勵、指引，順利邁向多樣風貌的青春年華。

♪ 本章延伸研討議題

1. 列出不同學生所居住地方可使用到的音樂治療相關資源，再整合分享。例如音樂治療服務地方、圖書館音樂治療相關書籍、軟硬體資源……。
2. 如果想要從事音樂治療工作，自己還有哪些條件需要增強的。
3. 嘗試寫下自己現有工作的興趣、能力、使命感。

315

附錄一　補充教材：兒童音樂相關教材教法提示

一、兒童律詩

　　現代白話文兒童律詩分三字、五字、七字一句唸法，以尾字押韻為原則，例如古詩的三字經、五言絕句、七言絕句。這些都很適合在適當的年齡，強調以成人唸說和兒童面對面的互動方式練習；如果是以播放錄音帶／CD方式，則人是被動接收無生命、固定聲調的機械聲音，常如此使用有違兒童需要社會性發展的需求。但一般我們在唸時，並沒有注意到兒詩中重要的音樂要素──節奏的適當使用性，這裡特別提醒家長、老師在教兒童唸兒詩時，注意它整體的節奏結構，並邊唸邊敲規律的拍速，以利建構兒童的規律性韻律聲響由外化內。如果特別要教節奏的不同，再以清楚的節奏符號區隔。請參考節奏式的兒詩唸法。

✳ 一般兒詩唸法

三字兒童律詩

　　小老鼠　上燈台　偷油吃　下不來
　　叫媽媽　媽不來　嘰哩咕嚕　滾下來

316

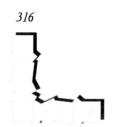

兒童音樂治療

五字兒童律詩

一二三四五　上山打老虎
老虎打不到　遇到小松鼠
松鼠有幾隻　讓我數一數
一二三四五　通通在跳舞

七字兒童律詩

玉米個子不算高
穿著層層薄外套
頭上配戴金絲冠
衣服包著小寶寶

——節錄自《玉米》，人類文化公司，p.13

其他兒童律詩

小朋友　小朋友　勤洗手
不摸　不摸　眼鼻口
SARS（第一章註一）SARS　SARS　SARS　遠離我

✳ 節拍式兒詩唸法

　　基本節拍是在訓練聽覺能力中，有一項節拍訓練是以口唸的兒童律詩為主要方式。要注意的是必須以四分音符為一拍（♩）的四拍為基本節拍，也就是♩拍一下。因此在前面提到的三字兒童律

附錄一　補充教材：兒童音樂相關教材教法提示

詩，訓練時應以四拍為基礎，上方也須註寫四個四分音符。

♩	♩	♩	♩
小老	鼠，	上燈	台，
偷油	吃，	下不	來，
叫媽	媽，	媽不	來，
嘰哩咕嚕	滾下	來	— 。

五字兒童律詩

♩	♩	♩	♩
一二	三四	五	—（壓尾音ㄨ）
上山	打老	虎	—（壓尾音ㄨ）
老虎	打不	到	—（壓尾音ㄠ）
遇到	小松	鼠	—（壓尾音ㄨ）
松鼠	有幾	隻	—（壓尾音ㄓ）
讓我	數一	數	—（壓尾音ㄨ）
一二	三四	五	—（壓尾音ㄨ）
通通	在跳	舞	—（壓尾音ㄨ）

七字兒童律詩

♩	♩	♩	♩
玉米	個子	不算	高

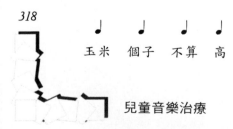

兒童音樂治療

穿著	層層	薄外	套
頭上	配戴	金絲	冠
衣服	包著	小寶	寶

其他兒童律詩

♩	♩	♩	♩
小朋友	小朋友	勤洗	手
不摸	不摸	眼鼻	口
SARS SARS	SARS SARS	遠離	我

二、兒童律詩改為歌曲旋律

　　這部分我們可以自行練習創作，寫出沒有旋律的簡單兒詩，試著讓孩子比較說唸與歌唱同一字詞的不同處，可訓練兒童聽的感受力、實際唸與唱、口語表達自我感受。

　　這是旋律聲調治療法（Melodic Intonation Therapy, MIT）與修正旋律聲調治療法（Modified Melodic Intonation Therapy, MMIT）技巧的雛型練習。

〈小兔子〉說唸

| 小兔子 | 搖搖耳朵 | 好像肚子餓 |
| 小兔子 | 你要吃什麼 | 能不能告訴我 |

——取自《小兔子》，康軒國語首冊，p.24-25

319

附錄一　補充教材：兒童音樂相關教材教法提示

〈小兔子〉歌唱

|1 5 3 —|4 4 4 2 5|3 4 3 2|1 — — —|

小兔子　搖搖耳朵　好像肚子　餓，

|1 5 3 —|1 2 3 4 5 —|5 6 5 4 3 2|1 — — —‖

小兔子　你要吃什麼？　能－不能　告訴　我。

三、改編另寫不符合節拍的兒童律詩

例一〈ㄋ〉

南邊城內有個老奶奶

種了一棵檸檬樹

養的牛兒不吃草

天天望著檸檬在發呆

——取自《ㄅㄆㄇ的歌》，東穎，p.14-15

可自行依節拍改寫成如下列〔上方需要註寫四個四分音符，並以四分音符為一拍（♩）的四拍為基本，也就是邊唸邊按上方四分音符拍打〕：

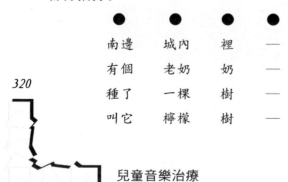

●	●	●	●
南邊	城內	裡	—
有個	老奶	奶	—
種了	一棵	樹	—
叫它	檸檬	樹	—

兒童音樂治療

養了	一頭	牛	─
牛兒	不吃	草	─
天天	望著	檸檬	樹
不知	為何	在發	呆

例二〈Go Go Stop〉

Go Go Stop, Go Go Stop,
Go Go Go Go Go Go Stop.

節拍如下：

●	●	●	●
Go Go	Stop,	Go Go	Stop,
Go Go	Go Go	Go Go	Stop.

四、聲調性的兒詩唸法

例〈Throw a Ball〉

Throw a Ball, Catch a Ball.
Throw a Ball, Catch a Ball.

因為這句子裡的動詞是長音「丟」（throw）和短音「接」（catch），因此唸時就不再以節拍為準，反而要以聲調旋律唸法唸，如下：

321

附錄一　補充教材：兒童音樂相關教材教法提示

Throw a Ball, （聲調由低音往上揚起拉長音，如拋物線丟出球般）
Catch a Ball. （聲調由高音往下一點停頓有力，如接到球般的定住語音）

五、急速壓縮時間的速度唸法

這在訓練閱讀障礙的(1)口語速度；(2)聽覺閉鎖訓練。練習方法(1)：口語速度——是因個案能力配合節拍器，由慢速、普通速度、快速度到急快速度，無論任何漏字、贅字，都需在固定時間內唸出TIME，並強調TIME的重音。

例　　　〈TIME〉　　　　　　　詞：張乃文

時間是TIME，分秒是TIME
1秒2秒3秒4秒，它都是TIME
1分2分3分4分，它也是TIME
我發呆失神、失神發呆，溜走的是TIME
我游手好閒、好閒游手，溜走的是TIME
我忙碌疲憊、疲憊忙碌，溜走的是TIME
我左晃右蕩、右蕩左晃，溜走的是TIME
TIME！TIME！TIME！我有的是TIME！
TIME！TIME！TIME！我少的是TIME！

這是急促、快速、點頓唸法，愈快愈好。如下

兒童音樂治療

●	●	●	●
時間是	TIME	分秒是	TIME
1秒2秒	3秒4秒	它都是	TIME
1分2分	3分4分	它也是	TIME
我發呆失神	失神發呆	溜走的是	TIME
我游手好閒	好閒游手	溜走的是	TIME
我忙碌疲憊	疲憊忙碌	溜走的是	TIME
我左晃右蕩	右蕩左晃	溜走的是	TIME
TIME！TIME！	TIME！	我有的是	TIME！
TIME！TIME！	TIME！	我少的是	TIME！

練習方法(2)：聽覺閉鎖訓練——同聲慢速度練習唸熟後，開始練習括弧處內的由老師、家長唸，學生、個案接非括弧處。也可依個案能力以四種速度練習。

●	●	●	●
（時間是）	TIME	（分秒是）	TIME
（1秒2秒）	3秒4秒	（它都是）	TIME
（1分2分）	3分4分	（它也是）	TIME
（我發呆失神）	失神發呆	（溜走的是）	TIME
（我游手好閒）	好閒游手	（溜走的是）	TIME
（我忙碌疲憊）	疲憊忙碌	（溜走的是）	TIME

323

附錄一　補充教材：兒童音樂相關教材教法提示

（我左晃右蕩）	右蕩左晃	（溜走的是）	TIME
TIME！TIME！	TIME！	（我有的是）	TIME！
TIME！TIME！	TIME！	（我少的是）	TIME！

六、旋律性短／長樂段練習

施行方式

讀一次，再如詩歌朗誦方式，視重要名詞地方加重音，將重音地方再依情緒、感情不同以顏色區分，最後以不同樂器代替不同情緒，再配上音樂唸一次。可以分組自行尋找喜歡詩詞內容，各組分別想。基本上一句就是一樂段，這主要在訓練口語情緒音色表達，由外在不適當情緒行為表達，內化為情緒轉移或情緒聲音表達，須配合手勢、肢體動作。

目的

1. 比較練習口語情感表達，轉換樂器表達之前、過程中與之後的感受。
2. 如何決定適合詩詞的音樂要素，如音色、力度……。
3. 比較坊間出版類似兒詩或成人詩集，在音樂韻律上的安排分析。

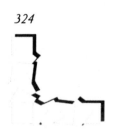

兒童音樂治療

例〈 取材自泰戈爾詩集 〉。

放逐之地

媽媽，天空中的光線已經變成灰色；我不知道是什麼時候了。
我的遊戲沒有什麼趣味，所以我到你身邊來。今天星期六，是
我們的假日。

放開你的工作，媽媽，坐在這裡靠窗戶，告訴我神仙故事中的
炭潘泰沙漠在哪裡？

雨的陰暗整日覆蓋著。

猛烈的閃電用牠們的爪距搔爬那天空。

當黑雲發出隆隆聲打著雷，我喜歡在我心裡害怕著靠住你。

當密雨整個鐘點的滴瀝在竹葉上，我們的窗子被風狂吹得搖動
著發出嘎嘎聲來，我喜歡獨自坐在房中，母親，和你一起，聽
你講神仙故事中的炭潘泰沙漠。

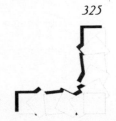

附錄一　補充教材：兒童音樂相關教材教法提示

參考文獻

中文部分

王聖毅發行（民 87）。**親子創意遊戲譯本**。台北：新苗。

汪彥青等著（民 91）。**音樂治療——治療心靈的樂音**。台北：先
　　知。

桂台華發行（民 86）。**念兒歌認蔬果**。台北：人類。

馬景賢著（民 90）。**春風春風吹吹**。台北：民生報。

許月貴等譯（民 90）。**幼兒音樂與肢體活動——理論與實務**。台
　　北：心理。

張輝明發行（民 88）。**啟發兒童感官的創意遊戲**。台北：三采。

張文卿發行（民 86）。**小袋鼠親子童話屋——台灣童話**。台北：上
　　人。

漢菊德編著（民 88）。**探索身體資源**。台北：心理。

蔡瑞洪譯（民 82）。**不要低估你的孩子**。台北：信誼。

糜文開主譯（民 52）。**泰戈爾詩集**。台北：三民。

欒珊瑚發行（民 88）。**悅音**。第 11、12、13、24 期。台北：中華民
　　國應用音樂推廣協會。

英文部分

Layman, D. et al. (2002). Foster care trends in the united states: ramifications for music therapist. *Music Therapy Perspectives, 20*(1), p.38-46.

Hesser, B. (2001). The transformative power of music in our livers: a personal perspective. *Music Therapy Perspectives, 19*(1), p.53-58.

Wyatt, J. G, & Furioso, M. (2000). Music therapy education and training: a survey of master's level music therapist. *Music Therapy Perspectives*, p.103-109.

附錄一　補充教材：兒童音樂相關教材教法提示

附錄二　世界各國音樂治療專業組織及其網站

1. 美國音樂治療協會（American Music Therapy Association, AMTA）
   ——始於一九五〇年，網址：http://www.musictherapy.org

2. 加拿大音樂治療協會（Canada Music Therapy Association, CMTA）
   ——始於一九六七年，網址：http://www.musictherapy.ca/

3. 德國音樂治療協會——分 BVM、DGMT、DMVO 三組織，始於一九七四年，網站名稱：Deutsche Gesellschaft fur Musiktherapyie，網址：http://www.musiktherapie-bvm.de/index.html

4. 英國 The British Music Therapy Association, BMTA——始於一九七六年，網站名稱：British Society for Music Therapy，網址：http://www.bsmt.org

5. 澳洲——The Australian Music Therapy Association（AMTA）——始於一九七五年，網站：http://www.austmta.org.au

6. 韓國——Korean Music Therapy Association，網址：http://www.musictherapy.org.kr

7. 日本——Japanese Music Therapy Association（JMTA），網址：http://www.jmta.jp

8. 巴西——Uniao Braileira Das Associacoes De Musicoterapia，網址：http://go.to/ubam

9. 瑞士——Swiss Association of Music Therapy，網址：http://www.ber-bu.ch/subdomains/musiktherapie

兒童音樂治療

10.紐西蘭——New Zealand Society for Music Therapy，網址：http://www.musictherapy.org.nz

11.台灣——中華民國應用音樂推廣協會（Music Therapy Association of Taiwan），即將更名為中華民國音樂治療研究協會——始於一九九六年，網站：http://www.musictherapy.org.tw

附錄二　世界各國音樂治療專業組織及其網站

附錄三　世界性不同區域、派別之重要音樂治療組織及其網站

1. 諾多夫羅賓斯音樂會治療法（The Nordoff-Robbins Music Therapy Organization）──始於一九六〇年，網址：http://www.nordoff-ro-bbins.org

2. 邦妮學院（The Bonny Institute）──始於一九七〇年，網址：http://www.bonnyfoundation.org

3. 世界音樂治療聯邦（World Federation of Music Therapy）──始於一九八五年，網址：http://www.musictherpyworld.net

4. 歐洲音樂治療聯邦（European Music Therapy Confederation, EMTC）──始於一九九〇年，網站：http://www.musictherapyworld.net/

5. 音樂治療學生歐洲協會（The European Association of Music Therapy Students），網址：http://www.eamts.org/

6. 音樂治療世界論壇（Voice: A world forum of music therapy），網址：http://www.voices.no/country/country1.html

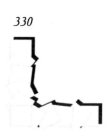

兒童音樂治療

附錄四 全省各地發展遲緩兒童評估醫院

評估醫院
行政院衛生署委託發展遲緩兒童聯合評估中心

92年3月製表

單位名稱	電話／聯絡人	住址
台北市立婦幼醫院發展遲緩兒童聯合評估中心	（02）23916471#369 蔡欣坪秘書	100台北市福州街12號2樓兒童心智科
林口長庚醫院發展遲緩兒童聯合評估中心	（03）3281200	333桃園縣龜山鄉復興街5號
衛生署新竹醫院發展遲緩兒童聯合評估中心	（03）5326151	300新竹市建國路1段442巷25號
台中榮民總醫院發展遲緩兒童聯合評估中心	（04）3592525#5902 詳秘書轉遲景上主任	407台中市西屯區中港路3段160號小兒科
彰化縣基督教醫院發展遲緩兒童聯合評估中心	（04）7238595 轉趙文崇醫師	500彰化縣南校街135號
嘉義基督教醫院發展遲緩兒童聯合評估中心	（05）2765041	600嘉義市忠孝路539號
台南成大醫院發展遲緩兒童聯合評估中心	（06）2353535#3618 陳永榮醫師	704台南市北區勝利路138號小兒科
高雄醫學院附設中和紀念醫院發展遲緩兒童聯合評估中心	（07）3154663 鍾育志醫師	807高雄市三民區十全一路100號
羅東聖母醫院發展遲緩兒童聯合評估中心	（03）9544106#6146 郭豐志醫師	265宜蘭縣羅東鎮中正南路160號
慈濟醫院兒童發展復健中心暨鑑定中心	（03）8561825#2311 梁忠詔主任、施聖筠	970花蓮市中央路3段70號
雲林天主教若瑟醫院	（05）633733#2284	632雲林縣虎尾鎮新生路74號
衛生署澎湖醫院	（06）9261151	880澎湖縣馬公市中正路10號

331

附錄四 全省各地發展遲緩兒童評估醫院

衛生署基隆醫院	（02）24292525	201基隆市信義區信二路268號
台南奇美醫院	（06）2812811	710台南縣永康市中華路901號
光田沙鹿綜合醫院	（04）26625111	433台中縣沙鹿鎮興仁里沙田路117號
高雄長庚醫院	（07）7317123	833高雄縣鳥松鄉大埤路123號
中國醫藥學院附設醫院	（04）2052121	404台中市北區育德路2號
東元綜合醫院	（03）5527000	302新竹縣竹北市縣政二路69號
屏東基督教醫院	（08）7368686	900屏東市大連路60號
金門縣立醫院	（082）332546	891金門縣金湖鎮新市里復興路2號

以上資料感謝中華民國發展遲緩兒童早期療育協會提供。

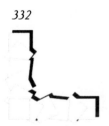

兒童音樂治療

附錄五 全省發展遲緩兒童早期療育通報及轉介中心

92年3月製表

機構名稱	地址	電話
台北市發展遲緩兒童早期療通報及轉介中心	台北市松山區民生東路5段163之1號7樓	02-27568852
基隆市發展遲緩兒童早期療育服務	基隆市信義區東信路282之45號	02-24662355#250
連江縣發展遲緩兒童早期療育通報及轉介中心	馬祖南竿鄉介壽村76號	0836-22381
台北縣發展遲緩兒童早期療育通報轉介中心	台北縣板橋市中正路10號4樓	02-29688068
宜蘭縣發展遲緩兒童早期療育通報系統及轉介中心	宜蘭市同慶街95號	03-9328822#512
新竹市發展遲緩兒童個案管理中心《仁愛啟智》	新竹市水源街81號	03-5711833
新竹市發展遲緩兒童個案管理中心《伊甸基金會》	新竹市光華2街72巷25弄7號	03-5341078
新竹縣發展遲緩兒童早期療育通報轉介中心	新竹縣竹北市光明六路10號	03-5510134
新竹縣發展遲緩兒童個案管理中心《香園》	新竹縣湖口鄉中正路三段116號	03-5690951#339
新竹縣發展遲緩兒童個案管理中心《華光》	新竹縣關西鎮正義路126號	03-5874690
桃園縣發展遲緩兒童早期療育通報暨個案管理中心	桃園縣中壢市環西路83號	03-4943323
苗栗縣發展遲緩兒童早期療育通報及轉介中心	苗栗市嘉新里經國路4段851號2樓	037-261473
台中市發展遲緩兒童早期療育通報及轉介中心（伊甸）	台中市北區大連路一段339-2號	04-22962696#315
台中市發展遲緩兒童早期療育個案管理中心	台中市南屯區東興路一段450號	04-24713535#128

台中縣發展遲緩兒童早期療育通報及轉介中心	台中縣大里市新光路32號	04-24829477
台中縣發展遲緩兒童早期療育個案管理中心（屯區）	台中縣大里市內新街45號	04-22962696#312
台中縣發展遲緩兒童早期療育個案管理中心（山海線）	台中縣沙鹿鎮星河路615號（光田醫院）	04-26239593
彰化縣發展遲緩兒童早期療育轉介中心	彰化縣和美鎮彰美路5段160號	04-7569336
南投發展遲緩兒童早期療育通報轉介中心暨個案管理中心	南投市南崗一路300號	049-2236157
嘉義市發展遲緩兒童早期療育通報及轉介中心	嘉義市保健街100號	05-2765041#2057
雲林縣發展遲緩兒童早期療育通報轉介中心暨個案管理中心	斗六市雲林路2段515號社會局	05-5336506
台南市發展遲緩兒童早期療育通報轉介暨個管中心	台南市永華路2段6號（市府1樓）	06-2996648
台南縣發展遲緩兒童早期療育通報轉介中心暨個案管理中心	台南縣新營市育德街99號	06-6594180
高雄市發展遲緩兒童早期療育通報轉介中心暨個案管理中心	高雄市三民區九如一路775號	07-3850535#120
高雄市發展遲緩兒童早期療育個案管理中心	高雄市鼓山區中華一路225號4樓	07-5528265
高雄市發展遲緩兒童早期療育個案管理中心	高雄市民生二路39號	07-2610444
高雄縣殘障福利服務中心附設早療通報轉介暨個管中心	高雄縣岡山鎮公園東路131號	07-6226733
高雄縣鳳山區兒童早期療育發展中心	高雄縣鳳山市體育路65號	07-7422971#10
高雄縣旗山區兒童早期療育發展暨個管中心	高雄縣旗山鎮中學路42號	07-6618106
屏東縣發展遲緩兒童早期療育通報及轉介中心	屏東市建豐路180巷35號2樓	08-738259
台東縣發展遲緩兒童早期療育通報及轉介中心	台東市中山路276號	089-326141#336
台東縣發展遲緩兒童個案管理中心（北區）	台東市杭州街251號	089-342131

兒童音樂治療

花蓮縣發展遲緩兒童早期療育通報轉介暨個案管理中心	花蓮市國富13街63號2樓	03-8580973 8580896
金門縣發展遲緩兒童早期療育通報轉介中心	金門縣金城鎮民生路60號	0823-23019

附錄五　全省發展遲緩兒童早期療育通報及轉介中心

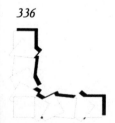

兒童音樂治療

附註

第一章

註一：SARS 即Severe Acute Respiratory Syndrome 的簡稱，嚴重急性
呼吸道症候群，又稱非典型肺炎。

註二：音程──音與音距離。

註三：西方有名的三B作曲家是指巴哈（Bach, J. S.）、貝多芬
（Beethoven, L. Van）、布拉姆斯（Brahms, J.）。

註四：音域──指最高音與最低音的聲音區域。

註五：行為改變技術（behavior modification）──指在臨床教學或
治療環境中，運用行為改變處理不當行為以及分析行為改變
的控制變項之應用技巧。

註六：柏金森氏疾病（Parkinson's disease）──是一種漸行式腦部
疾病，位於大腦半球基部的基底神經節之多巴胺（dopa-
mine）分泌神經元產生退化性病變。呈現肌肉張力過度、顫
抖和僵直，情緒與認知不會有缺陷。

註七：亨丁頓舞蹈症（Huntington's disease）──是一種基底神經節
和大腦皮質退化疾病，極度不自主、不正常急動運動能在全
身發生，直到體能耗盡，心智喪失，終至癡呆。

註八：邊緣系統（limbic system）──位於大腦內側面的邊緣，圍

繞著腦幹前部和胼胝體一連串的複雜結構，此與情緒有關聯。

第二章

註一：中耳炎——指中耳的一種發炎反應，可能是細菌、病毒感染，也可能因非感染性的過敏導致中耳積水。

註二：神經元——神經系統最基本單位。由細胞核（nucleus）、細胞體（cell body）、軸索（axon）、樹突（dendrites）、突觸（synape）構成。通過神經元突觸之間化學物質傳遞及化學反應產生活動電流方式，接受／傳遞訊息，控制身體反應（看、聽、說、肌肉活動、思考、情緒）。

第三章

註一：效度（validity）——指測驗本身能力是否能達到測驗之目的。

註二：信度（reliability）——指測驗反覆施測產生相同結果之程度。

註三：視知覺測驗（Test of visual perception skills, TVPS）包括視覺分辨、視覺空間關係、視覺記憶、視覺形狀恆常性、視覺排序記憶、視覺圖像—背底、視覺閉鎖問題……共七大項，可向兒童復健職能治療師詢問。

註四：音素（phoneme）是指語言中最小的單位，用來區分字音與

兒童音樂治療

字音的不同，例如：中文的ㄅㄨ與ㄊㄨ，其中「ㄅ」與「ㄊ」是不同的音素；英文的 pig 與 big，其中「p」與「b」是不同的音素。

註五：音階（scale）上下行，如 C 大調的音階上下行是 Do—Re—Mi—Fa—Sol—La—Si—Do'（上行）與 Do'—Si—La—Sol—Fa—Mi—Re—Do（下行）。

名詞解釋：

早期療育：是一種人性化、主動而完整的服務。主要利用多專業整合性服務來解決零至六歲發展遲緩或發展障礙兒童的各種醫療教育、家庭與社會相關問題，以便早期治療；一面開發兒童潛力，一面減少併發症，使兒童在適當年齡及能力之整合下進入社會團隊中，以有效減少長期社會成本。

發展遲緩：指兒童長大成人過程之身高、體重、器官的增加「生長」與器官功能、智能之變化／成熟之「發展」，在發展項目中，包括八個區分：感覺／知覺、動作／平衡、語言／溝通、認知／學習、社會性、情緒、性心理、整合性（Group for Advancement of Psychiatry, GAP, classification system），有一種、數種或全面發展速度或發展項目品質上落後。

視知覺技巧（visual perceputual skills）：其定義是為了認別工作物體適切的具體實存特徵之視覺技巧（visual skills for recognizing "task pertinent concrete feature"），是人類依賴視覺來分辨特徵、

歸納類比、記憶與運用能力之功用。與聽覺認知技巧，占人類
認知輸入管道約八成。

聽知覺障礙（中樞聽覺處理障礙）：個體有正常智力及聽
覺，但無法對運用聲學原理所產生語音相關之刺激產生注意、
分辨、識別、記憶、理解等處理功能者。

感覺統合：乃神經系統將來自身體與環境的感覺做適當的組織與
詮釋，它是一自動發生的神經過程，目的是讓個體有效與環境
互動。系統包括觸覺、運動覺（本體覺）、前庭覺（速度感與
動力平衡感）、視覺、聽覺。感覺統合異常（Sensory integra-
tion disorder）是指在統合過程中出現問題。

第四章

名詞解釋：

智障（Mental Retardation）：指智能明顯低於平均數以下，並有適
應行為缺陷。

腦傷（Brain Injury）：指後天發生的突發性腦部傷害，如車禍……
等。

癲癇（Epilepsy）：一種神經性疾病，是為大腦皮質非控制神經性
放電，重複性抽搐、痙攣……等。

340

唐氏症（Down's syndrome）：是因第二十一對染色體多一個，造
成基因錯誤的染色體異常，有不同程度的心智障礙、生理特

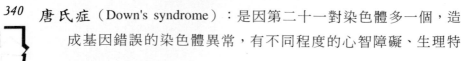

兒童音樂治療

徵，或併發先天性心臟等疾病。

自閉症（Autism）：請參看第三章音樂治療與自閉症。

妥瑞症（Tourette's Disorder）：一種異常具有臉部歪扭、抽搐、不
　　自主手背（臂）、肩膀動作特徵現象的疾患。

貓哭症（Cat Cry syndrome）：是第五對染色體異常的先天性疾
　　病，聲音因喉頭異常而如小貓叫聲，月亮臉、寬眉心、體重
　　輕；心臟、智力、肢體均見異狀。

脊柱裂（Spinal Bifida）：是一種先天性神經管缺陷，通常會有程
　　度不同的神經功能受損；母親懷孕缺葉酸，致病危險性高。

耳聾／聽障（Deaf/Hard of Hearing）：由於聽覺器官發器質性病
　　變，而引起聽覺敏銳度下降或完全受損。

學習障礙（Learning Disabilities）：請參看第三章音樂治療與學習
　　障礙。

語言障礙（Speech/Language developmental delay）：單獨或合併使
　　用語意之字詞、符號時有障礙。

發音障礙（Dyslalia）：由於發音器官構造異常或聽覺缺損而造成
　　的發音障礙。

失讀症（Dyslexia）：是一種閱讀能力的缺陷，患者通常對調字母
　　／字詞、不易正確聽辨字音、閱讀順序可能異於一般人。

行為疾患（Behavior/Conduct Disorder）：反社會行為肇始於兒童或
　　青少年時期，如過分積進、不服從、犯罪、破壞……等。

特殊才能（Gifted and Talented）：指在音樂、數學……等領域，擁

有異常特殊才能者。

視力缺損（Visual Impairment）：指弱視（眼睛視力降低眼睛結構完整）、斜視（兩個眼球相對位置發生偏差）、眼振（一邊或兩邊眼睛的不自主規律運動）⋯⋯等視力問題。

視覺廣度：即眼睛調節看東西的範圍。

腦性麻痺（Cerebral Palsy）：胎兒出生前、出生時或出生後，因腦缺氧或顱內壓升高之立即性發生的腦損壞，造成不同程度的運動功能障礙。

選擇性緘默症（Selecting amuse syndrome）：個案在預期說話場合卻不以標準言語進行溝通，反以不說話、點頭、手勢，有選擇性的表達；心理因素大於生理因素。

小胖威力症候群（Prader-Willi syndrome）：是一種複雜基因疾患，包括短小身材、智能不足、學習障礙、某行為問題、低肌肉張力、肥胖⋯⋯等。

注意力缺陷疾患（Attention Deficit Disorder）：請參看第三章音樂治療與過動疾患。

第五章

註一：物理治療（physical therapy, PT）──是運用物理因子，包括光、電、水、冷、熱、超音波、力與機械⋯⋯等物理特色，提供病患非侵入性的醫療服務，而開刀、吃藥、打針⋯⋯屬於侵入性醫療服務。臨床上分多個專精領域：骨科、神經、

兒童音樂治療

兒童等疾病之物理治療，以及呼吸循環系統物理治療。其他
次專科如燒燙傷、職業傷害、婦科、長期照護……等物理治
療，亦積極發展中。其治療方法包括運動治療、操作治療、
儀器治療。物理治療師對於病患肢體功能之障礙、不全、動
作失調範圍與程度……等，予以察覺、評估、矯正、減輕和
預防。

註二：職能治療（occupational therapy, OT）——是運用生活中各類
活動與娛樂，如木工、陶工、繪畫、音樂、舞蹈、書法……
等，針對生活中相關活動在身體與心理所產生因病患之身心
狀態不同，而予以活動學習中協助、調整、促進其各項功能
之恢復，以期病患在工作、家庭、社交等方面，達到最大功
能、潛能之發揮。臨床上分多個專精領域；精神疾病、生理
殘障、兒童復健、復健病患之職前訓練與社區工作等。職理
治療師對於病患身心功能，以活動過程從事測驗、協助診
斷、矯正治殘障以及提供訓練、改善功能、提升生活應變力
與生活品質……等，以達生活中自立之機能。

註三：語言治療（speech therapy, ST）——是指各類神經病變引起之
語言障礙或各種發音器官疾病導致之構音異常、音聲或韻律
疾病之評估與診治。治療項目有(1)語言障礙，包括失語症、
構音異常、口吃、自閉症語言異常、腦性麻痺語言異常；(2)
聽障；(3)吞嚥障礙。

註四：行為改變技術（behavior modification）——指在臨床教學或

治療環境中，運用行為改變處理不當行為以及分析行為改變
的控制變項之應用技巧。

註五：參考第二章註二。

註六：參考第一章註八。

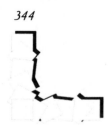

兒童音樂治療

國家圖書館出版品預行編目（CIP）資料

兒童音樂治療：台灣臨床實作與經驗／張乃文著.
--初版.-- 臺北市：心理，2004（民 93）
面；　公分.--（心理治療系列；22052）
ISBN 978-957-702-682-8（平裝）

1. 音樂療法

418.986　　　　　　　　　　　93009147

心理治療系列 22052

兒童音樂治療：台灣臨床實作與經驗

作　　　者：張乃文

總 編 輯：林敬堯

發 行 人：洪有義

出 版 者：心理出版社股份有限公司

地　　　址：231026 新北市新店區光明街 288 號 7 樓

電　　　話：(02) 29150566

傳　　　真：(02) 29152928

郵撥帳號：19293172　心理出版社股份有限公司

網　　　址：https://www.psy.com.tw

電子信箱：psychoco@ms15.hinet.net

排 版 者：辰皓國際出版製作有限公司

印 刷 者：玖進印刷有限公司

初版一刷：2004 年 6 月

初版二十九刷：2023 年 9 月

I S B N：978-957-702-682-8

定　　　價：新台幣 380 元